Klassische Texte der Wissenschaft

Gründungsherausgeber

Olaf Breidbach

Jürgen Jost

Reihe herausgegeben von

Die Reihe bietet zentrale Publikationen der Wissenschaftsentwicklung der Mathematik, Naturwissenschaften, Psychologie und Medizin in sorgfältig edierten, detailliert kommentierten und kompetent interpretierten Neuausgaben. In informativer und leicht lesbarer Form erschließen die von renommierten WissenschaftlerInnen stammenden Kommentare den historischen und wissenschaftlichen Hintergrund der Werke und schaffen so eine verlässliche Grundlage für Seminare an Universitäten, Fachhochschulen und Schulen wie auch zu einer ersten Orientierung für am Thema Interessierte.

Christoph Friedrich

Friedrich Wilhelm Sertürner

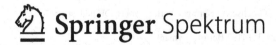

Springer Spektrum

Christoph Friedrich
Geschichte der Pharmazie
Philipp University of Marburg
Marburg, Hessen, Deutschland

ISSN 2522-865X ISSN 2522-8668 (electronic)
Klassische Texte der Wissenschaft
ISBN 978-3-662-65561-0 ISBN 978-3-662-65562-7 (eBook)
https://doi.org/10.1007/978-3-662-65562-7

Die Deutsche Nationalbibliothek verzeichnet diese Publikation in der Deutschen Nationalbibliografie; detaillierte bibliografische Daten sind im Internet über http://dnb.d-nb.de abrufbar.

Planung/Lektorat: Stefanie Wolf
Springer Spektrum ist ein Imprint der eingetragenen Gesellschaft Springer-Verlag GmbH, DE und ist ein Teil von Springer Nature.
Die Anschrift der Gesellschaft ist: Heidelberger Platz 3, 14197 Berlin, Germany

Inhaltsverzeichnis

Friedrich Wilhelm Sertürners Arbeiten zur Entdeckung des Morphins

1

1.1 Vorbemerkungen

Das vorliegende Büchlein vereint Publikationen des Apothekers Friedrich Wilhelm Sertürner (1783–1841), die die Entdeckung des Morphins, des ersten aus einer Droge isolierten Alkaloids, nachvollziehbar machen (Abb 1.1). Obwohl Sertürner, wie damals üblich, nur eine rein handwerkliche Ausbildung zum Apotheker absolviert hatte, beschäftigte er sich in seiner Freizeit mit chemisch-pharmazeutischen Untersuchungen, die ihn schließlich zur Isolierung eines Wirkstoffes führten. Die 1804/05 gelungene Entdeckung eines ersten Alkaloids, d. h. eines basischen Pflanzeninhaltsstoffes mit beachtlicher pharmakologischer Wirkung, führte einige Jahre später zu einem Paradigmenwechsel in der pharmazeutischen Forschung und in der Arzneimitteltherapie, den man mit dem Slogan „Von der pflanzlichen Droge zum Arzneistoff" umreißen kann. Nachdem Sertürners Entdeckung einige Jahre später, erst 1817, in Frankreich bekannt geworden war, isolierten vornehmlich französische und deutsche Apotheker in der Folgezeit weitere Alkaloide aus hochwirksamen Arzneipflanzen, die dann zeitlich verzögert Eingang in die Arzneimitteltherapie fanden. Die Beschäftigung mit diesen Alkaloiden stellt ein wichtiges Arbeitsgebiet für das sich in dieser Zeit entwickelnde Fach Pharmazeutische Chemie dar. Im Mittelpunkt des Interesses stand nach der Isolierung der Stoffe das Ermitteln der Summen- und schließlich der Strukturformel. Von der aufgeklärten Struktur ausgehend entwickelten Pharmazeutische Chemiker und Chemiker synthetische Stoffe mit einer noch stärkeren, gezielteren Wirkung oder mit einem geringeren Nebenwirkungspotenzial. Dies führte zur Entwicklung eines modernen Arzneischatzes, der sich vorwiegend aus synthetischen organisch-chemischen Stoffen rekrutierte und die erfolgreiche Behandlung vieler Krankheiten erlaubte.

C. Friedrich, *Friedrich Wilhelm Sertürner,* Klassische Texte der Wissenschaft,
https://doi.org/10.1007/978-3-662-65562-7_1

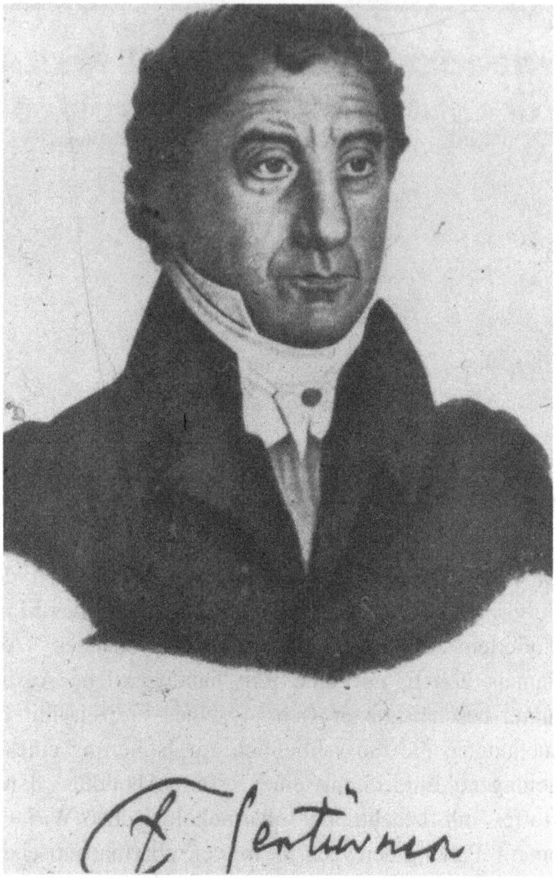

Abb. 1.1 Porträt von Friedrich Wilhelm Sertürner mit Unterschrift. (Aus: Krömeke, Franz: Friedrich Wil[helm] Sertürner, der Entdecker des Morphiums. Lebensbild und Neudruck der Original-Morphiumarbeiten. Jena 1925)

Sertürners Leistung für die Pharmazie kann daher nicht hoch genug anerkannt werden, obgleich er selbst sich in höheren Lebensjahren mehr und mehr in naturphilosophischen Spekulationen verlor. Als Begründer einer modernen Pharmazeutischen Chemie wie auch Arzneimitteltherapie findet er bis heute aber fast nur in der Pharmaziegeschichte Beachtung und dürfte in der Naturwissenschafts- und Wissenschaftsgeschichte wenig bekannt sein. Dies will das vorliegende Werk ändern: Die hier abgedruckten Arbeiten spiegeln zum einen seinen erkenntnistheoretischen Wandel wider, zeigen zum anderen aber auch, dass Sertürner eine Methode zur Entwicklung moderner organischer Arzneistoffe entwickelte. Diese umfasst die Herstellung bzw. Gewinnung oder Isolierung eines Wirkstoffes, aber auch bereits dessen chemische und pharmakologische Prüfung in Tier- und Menschenversuchen. Dieses Vorgehen prägt bis heute die Arzneimittelentwicklung, wird aber kaum noch mit dem Namen Sertürner in Verbindung gebracht.

1.2 Biografie

Friedrich Wilhelm Adam Sertürner wurde 1783 als fünftes von sieben Kindern in Neuhaus bei Paderborn geboren. Sein genaues Geburtsdatum ist nicht überliefert, jedoch wurde er am 19. Juni getauft und man kann davon ausgehen, dass er, wie damals üblich, nur wenige Tage vorher das Licht der Welt erblickte. Seinen Vornamen erhielt er nach den beiden Paten, dem Fürstbischof Friedrich Wilhelm von Westphalen (1727–1789), sowie dem damaligen Kaplan der Gemeinde, Adam Crux. Der Vater stand im Dienste des Fürstbischofs als „Landmesser und Kartograph, Ingenieur und Architekt"[1] und stammte nach eigenen Angaben aus der Untersteiermark. Er war 1767 in den Dienst des Fürstbischofs getreten. Die Mutter, Maria Theresia, geborene Brockmann, aus dem westfälischen Verne, war Tochter des dortigen Küsters. Sertürner wurde nicht in dem in der Literatur abgebildeten, baufälligen Fachwerkhaus geboren, sondern die Wohnung bestand aus zwei Gebäuden, die in einem Gartengrundstück lagen.[2]

Den ersten Unterricht erhielt Sertürner in der Schule seines Heimatortes, er wurde aber darüber hinaus von seinem Vater in naturwissenschaftlichen Fächern unterwiesen. Der Vater soll sich auch mit Alchemie beschäftigt haben.[3] Friedrich Wilhelm Sertürner zeigte zunächst große Neigungen, sich der Architektur und Geometrie zu widmen. Sein damaliger Berufswunsch soll Landmesser oder Ingenieur gewesen sein.[4] Der plötzliche Tod seines Vaters am 29. Dezember 1798 verhinderte jedoch die Realisierung, da die Familie ohne größere finanzielle Mittel zurückblieb. Ein Gesuch der Mutter auf Bewilligung einer Pension wurde von den Paderborner Landständen abgelehnt. Der naturwissenschaftlich außerordentlich interessierte Friedrich Wilhelm Sertürner entschied sich daher für den Apothekerberuf, der die Möglichkeit bot, relativ schnell – bereits als Apothekergehilfe – eigenes Geld zu verdienen.[5]

1799 trat er als Lehrling in die Paderborner Hofapotheke ein, die damals von Franz Anton Cramer (1776–1829) geleitet wurde (Abb. 1.2). Am 29. September 1803 legte Sertürner seine Gehilfenprüfung vor dem Landarzt J. Schmidt ab, der dem „jungen, hoffnungsvollen Manne […] treffliche Kenntnisse" bescheinigte und bemerkte, „daß ihm als einem brauchbaren, sehr tüchtig befundenen Apotheker die Geschäfte der Apotheke (da derselbe jetzt als Gehülfe auftritt) anvertraut werden können."[6]

Bis Ostern 1805 blieb Sertürner noch in der Cramerschen Apotheke, wechselte dann aber nach Einbeck. In den Jahren zwischen seiner Gehilfenprüfung und dem Weggang

[1] Korn, E. (1985), S. 263–292, hier S. 263.

[2] Ebenda, S. 266.

[3] Piehler, A. (1999), S. 15.

[4] Witting, E. (1846), S. 99–106; Kesselmeier, M. R. (2008), S. 31 f.

[5] Friedrich C./Seidlein, H.-J. (1984), S. 340.

[6] Kesselmeier, M. R. (2008), S. 40; vgl. auch Piehler, A. (1999), S. 15 f.

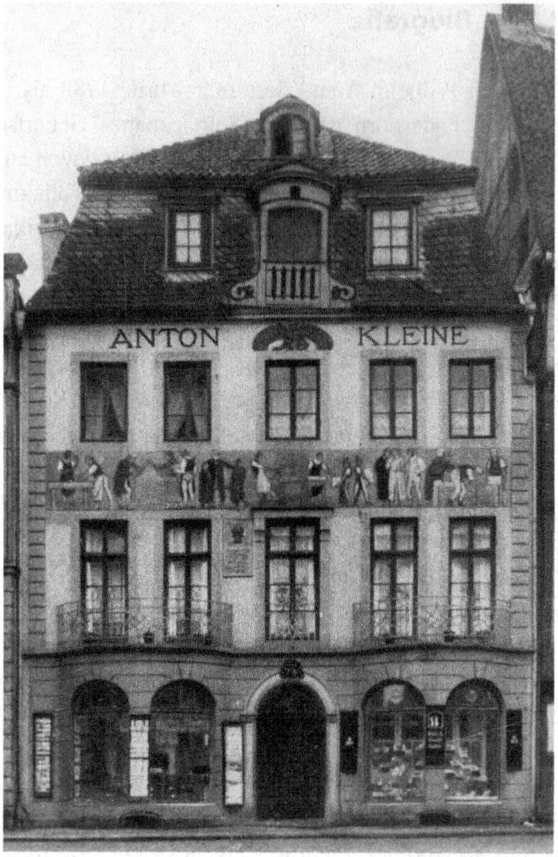

Abb. 1.2 Ehemalige Cramersche Hofapotheke in Paderborn, in der Sertürner das Morphin entdeckte. (Aus: Krömeke, Franz: Friedrich Wil[helm] Sertürner, der Entdecker des Morphiums. Lebensbild und Neudruck der Original-Morphiumarbeiten. Jena 1925)

aus Paderborn beschäftigte er sich – wohl dazu angeregt durch schlechte Visitationsergebnisse der Apotheke – mit Opium und in dieser Zeit glückte ihm die bis heute bahnbrechende Morphin-Entdeckung, die also im Laboratorium der Paderborner Hofapotheke erfolgte.

Ostern 1805 trat Sertürner als Provisor in die Einbecker Ratsapotheke ein, die der 74-jährige Apotheker Daniel Wilhelm Hinck (1731–1813) als Administrator leitete. Diese Stelle ermöglichte Sertürner eine größere Selbstständigkeit, denn aufgrund des hohen Alters von Hinck konnte er recht eigenverantwortlich die Geschäfte in der Apotheke versehen.[7]

Infolge der napoleonischen Eroberungen wurde Einbeck 1807 Teil des neu gegründeten Königreichs Westphalen. Hier galt ab 1808 das sog. Patentsteuergesetz, das alle Privilegien, auch die der Apotheken, abschaffte und Gewerbefreiheit verkündete.

[7] Meyer, K. (1996), S. 10.

Sertürner nutzte die Gunst der Stunde und erbat von der Regierung die Erlaubnis zum Betreiben einer zweiten Apotheke in Einbeck, die er zu Beginn des Jahres 1809 erhielt. In Kassel legte er noch die geforderte Apothekerprüfung ab und erwarb ein Haus in der Altendorfer Straße, in dem er seine Apotheke einrichtete. Als noch im gleichen Jahr der inzwischen 78-jährige Ratsapotheker Hinck verkündete, in den Ruhestand einzutreten, beabsichtigte der Stadtkämmerer im Sommer 1809 die Ratsapotheke zu verpachten, da sie nur noch schlechte Einkünfte erzielte. Sertürner bewarb sich um die Pacht, wobei er angab, seine zweite Offizin verwalten oder verpachten zu wollen. Der Magistrat bestand jedoch auf einer öffentlichen Ausschreibung, in deren Ergebnis die Apotheke an den wohlhabenden Goslarer Apotheker Friedrich Wilhelm Hirsch ging, der sie für sechs Jahre pachten konnte.[8] Schon bald kam es jedoch zu Konflikten zwischen den beiden Konkurrenten. Diese eskalierten, als Sertürner im Herbst 1813 seine Apotheke in ein größeres Haus am Markt verlegte, das der Apotheke von Hirsch sehr nahe lag und in dem er ein geräumiges Laboratorium einrichtete.

Nachdem 1813 die Franzosen vertrieben worden waren und die französische Gesetzgebung ihre Gültigkeit verloren hatte, wurde Sertürners Apotheke infrage gestellt und Hirsch stellte den Antrag, diesem die Apothekenkonzession zu entziehen. Da Einbeck seinen Status als Distrikthauptstadt verloren hatte, schienen zwei Apotheken nicht erforderlich zu sein. Es entbrannte daher ein jahrelanger Streit um die Beibehaltung der zweiten, d. h. Sertürners Patentapotheke, deren schriftliche Auseinandersetzungen mehrere Aktenordner füllen.[9]

Sertürner verwies auf das neue Apothekengebäude, das er mit finanzieller Unterstützung eines Onkels erworben hatte und das über „gute Trockenböden" und ein geräumiges Laboratorium verfügte. Er erhielt zunächst die Erlaubnis, seine Patentapotheke bis zum Ablauf des Pachtvertrages der Ratsapotheke 1815 weiter zu betreiben. Da aber die Einwohnerzahl in Einbeck inzwischen unter 5000 gesunken war, erschienen zwei Apotheken nicht mehr zweckmäßig. In die vehement ausgetragenen Streitigkeiten der beiden Kontrahenten mischten sich auch andere ein. So bezeichnete der Einbecker Land- und Stadtphysikus Dr. A. Schwarz, der auf Hirschs Seite stand, Sertürner als wissenschaftlichen Scharlatan, der sich in seiner Arbeitszeit seinen absurden „wissenschaftlichen" Experimenten widmete.[10]

1817 erfolgte die Schließung der Sertürnerschen Apotheke. Sertürner wurde im gleichen Jahr kurzzeitig zum Verwalter der Ratsapotheke bestellt. Damit war die Regierung in Hannover jedoch nicht einverstanden und bestand darauf, dass zwei Kandidaten vorgeschlagen werden mussten. Am 29. September 1817, an dem Tag, als Sertürners Patentapotheke geschlossen wurde, wählten die Einbecker Ratsherren seinen

[8] Kesselmeier, M. R. (2008), S. 60 f.

[9] Ebenda, S. 59–80.

[10] Ebenda, S. 75.

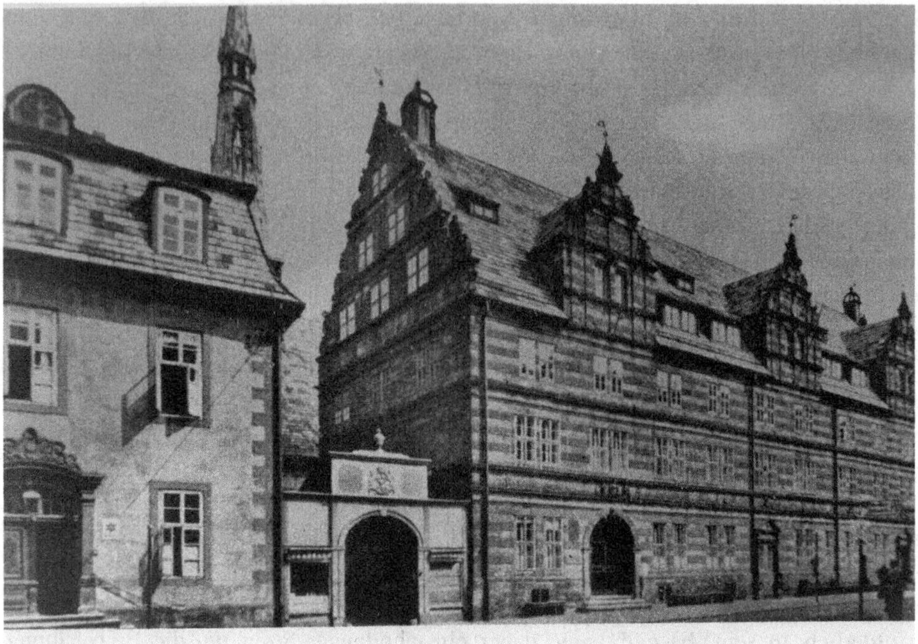

Abb. 1.3 Die ehemalige Ratsapotheke in Hameln, die Sertürner 1820 erworben hatte und die er bis zu seinem Tode leitete. (Aus: Zekert, Otto: Deutsche Apotheker. Eine historische Betrachtung über den deutschen Apotheker in Wissenschaft und Kunst. Berlin/Wien 1942, S. 50)

ehemaligen Lehrling und Gehilfen, den Apotheker Heinrich Carl Daniel Bolstorf aus Nordheim, der auch in Berlin studiert hatte, zum Administrator der Ratsapotheke.[11]

Sertürner widmete sich in der Folgezeit seinen wissenschaftlichen Studien und bemühte sich daneben um den Erwerb einer anderen Apotheke, zunächst in Wunstorf sowie in Nordhausen. Obwohl er hierbei auch von Johann Bartholomäus Trommsdorff (1770–1837), in dessen Zeitschrift, dem „Journal der Pharmacie", seine ersten Opiumarbeiten erschienen waren, unterstützt wurde, kam eine Übernahme keine dieser Apotheken zustande. Erst 1820 konnte Sertürner die Hamelner Ratsapotheke erwerben (Abb. 1.3). Der Göttinger Chemieprofessor und Generalinspektor der Apotheken des Königreichs Hannover, Friedrich Strohmeyer (1776–1835), hatte Sertürner hier ins Gespräch gebracht. Mit Gültigkeit ab 1. Januar 1822 erwarb er das Apothekenprivileg

[11] Wylegalla, R. (2010), S. 2728 f.; Meyer, K. (1994), S. 170.

für insgesamt 20.000 Taler. Außerdem erhielt er das Schankrecht, das ihm den Verkauf von Wein, Sekt, Weinessig sowie Gewürzen, aber auch „Aquavite[n], Liqueure[n] und dergleichen" gestattete.[12] Die Apotheke befand sich aber in einem schlechten Zustand, da der bisherige Pächter, Johann Friedrich Westrumb (1751–1819), ein wissenschaftlich ausgewiesener Apotheker, schon recht betagt war.[13]

Bereits 1821 hatte der 37-jährige Friedrich Wilhelm Sertürner noch in Einbeck Eleonore Dorothee Auguste Henriette von Rettberg (1798–1871), die Tochter eines verarmten Hannoverschen Obristen, geheiratet. Die Ehe scheint sehr glücklich gewesen zu sein, wie die erhalten gebliebenen Briefe belegen. Ihr entstammten sechs Kinder. Der Sohn Viktor übernahm nach dem Tode des Vaters die Apotheke in Hameln.[14]

Nachdem Sertürner in Einbeck um seine Existenz hatte kämpfen müssen, trat nun in Hameln eine gewisse Ruhe ein. Er führte hier sehr erfolgreich seine Apotheke, wie aus einem Bericht des Hamelner Stadtmagistrats von 1824 hervorgeht, in dem es heißt, dass sich in der Stadt eine „einzige vom Magistrate Erbzinslich relevirende, sehr gute Apotheke" befindet, deren Eigentümer „der als Schriftsteller im Fache der Chemie schon sehr bekannte und allgemein geachtete Dr. Sertürner" sei.[15]

Gleichwohl waren die späten Hamelner Jahre zunehmend von einer übersteigerten Geltungssucht Sertürners und seinem permanenten Streben nach Anerkennung als Wissenschaftler bestimmt, da seine späteren wissenschaftlichen Arbeiten kaum Beachtung fanden. Dies spiegeln zahlreiche Briefe, die Manfred Kesselmeier in seiner Dissertation ausgewertet hat, wider. Insbesondere in der Zeit nach 1836 wandte sich Sertürner schriftlich an viele hochgestellte Persönlichkeiten und Regierungsbehörden im In- und Ausland, so in Paris, Österreich, hier beispielsweise an den Fürsten Klemens Wenzel Lothar von Metternich (1773–1859), in Holland und an den König von Hannover und Großbritannien. Seine Gesuche blieben jedoch ohne Erfolg. Dies gilt auch für seine Bemühungen, an der Universität Göttingen eine akademische Lehrtätigkeit aufzunehmen, wobei sein Antrag an die zuständigen Hochschulgremien weitergereicht wurde. Er wurde abgelehnt, da der dort lehrende Chemiker Friedrich Wöhler (1800–1882) offenbar eine negative Stellungnahme abgegeben hatte, weil sich die späteren Arbeiten Sertürners zunehmend in naturphilosophischen Spekulationen verloren hatten.[16]

Sertürner verstarb nach zehntägigem Krankenlager am 20. Februar 1841 im Alter von 57 Jahren in Hameln an einer Urämie. Nach vorausgegangener Obduktion wurde er in der Gruft der Familie von Rettberg, heute als Sertürner-Gruft bezeichnet, in der Bartholomäus-Kapelle bei Einbeck beigesetzt (Abb. 1.4).

---

[12] Kesselmeier, M. R. (2008), S. 111–115.

[13] Laupheimer, P. (1992), S. 155–196.

[14] Kesselmeier, M. R. (2008), S. 121–125.

[15] Ebenda, S. 115.

[16] Ebenda, S. 149–159.

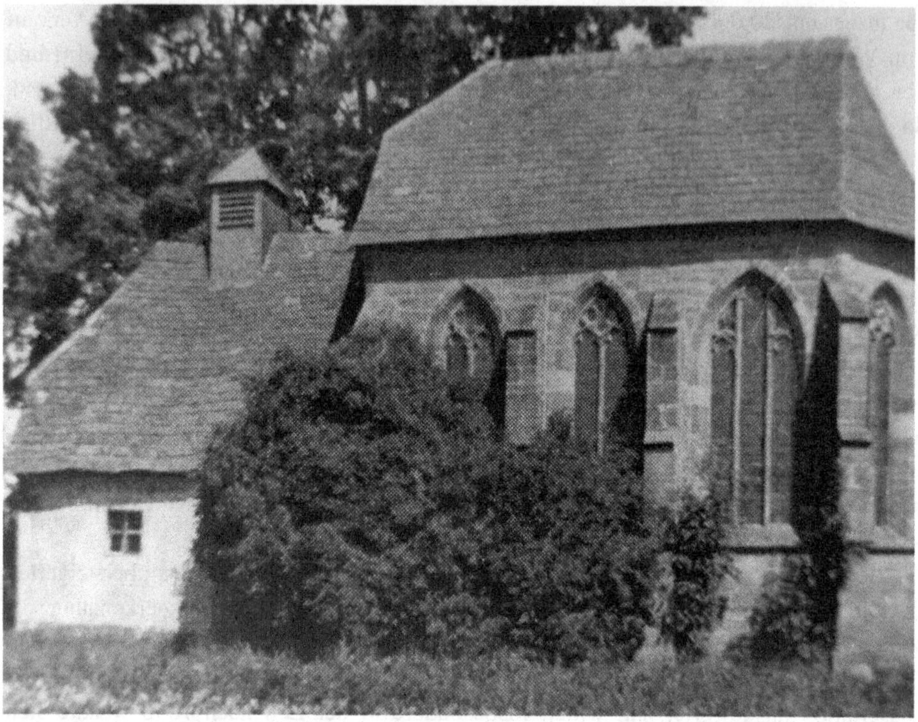

Abb. 1.4 Bartholomäus-Kapelle bei Einbeck, in der sich Sertürners Grab befindet. (Aus: Kern, Walter (Hrsg.): Festschrift über die Sertürner-Gedenkfeier anlässlich der 150. Wiederkehr des Jahres der Erkennung des Morphins als der ersten Alkaloidbase. Stuttgart 1955, S. 23)

1.3 Wissenschaftliches Werk

Sertürners bedeutendste Entdeckung war die des Morphins, des ersten Alkaloids. Seine Veröffentlichungen dazu entstanden zwischen 1804 und 1820 (Abschn. „Morphin-Arbeiten"). Zwar beschäftigte er sich auch in späteren Jahren mit der Suche nach weiteren Pflanzeninhaltsstoffen, jedoch wandte er sich auch zahlreichen anderen Themen zu. 1806 beteiligte sich Sertürner an der Beantwortung einer Preisfrage des Institute de France Paris über Galvanismus. Eine Arbeit über das Wesen der Alkalien – er bezeichnete darin allerdings Kali als Metalloxyd – versuchte er vergeblich, in Gehlens Journal der Chemie zu publizieren.[17] Mit ähnlichen Ergebnissen vermochte der englische Chemiker Humphrey Davy (1778–1829) jedoch das Wesen der Alkalien zu erklären, was

[17] Krömeke, F. 1925, S. 10.

Sertürner sehr geschmerzt haben soll. So beklagte er sich später darüber, dass Deutschland der Ruhm dieser Entdeckung entgangen sei.[18]

Im „Journal für Chemie und Physik" veröffentlichte Sertürner 1812 einen Aufsatz über Gerbstoffe und Galläpfelsäure. Letztere bestand nach seiner Auffassung aus Wasserstoff, Kohlenstoff und Sauerstoff und sollte sich unter Luftausschluss mit Alkalien „unveränderlich" verbinden. In Analogie zum Opium vermutete Sertürner in der alkalischen Basis der Galläpfel einen Wirkstoff.[19] 1812 erschien in der gleichen Zeitschrift von Sertürner ein Aufsatz über eine Methode zur Konservierung von Trinkwasser. Hierzu empfahl er gebrannten Kalk, wobei, um das Wasser wieder genießbar zu machen, „kohlensaure Talkerde" zugesetzt werden sollte, bis kohlensaurer Kalk ausfiele.[20] Das Verfahren fand aber wohl kaum Anwendung, ebenso auch die Mumifizierungsmethode nach ägyptischem Vorbild, die Sertürner im gleichen Aufsatz vorstellte.[21]

1819 erschien Sertürners Publikation über die Verbindungen der Säuren mit basischen und indifferenten Substanzen in den „Annalen der Physik". Mit dieser Arbeit wandte er sich indes, wie auch der Herausgeber dieser Zeitschrift, Ludwig Wilhelm Gilbert (1769–1824), bemerkte, zunehmend der Naturphilosophie zu. Seine spekulativen Hypothesen blieben unbewiesen und er versuchte, in dieser Arbeit Gesetzmäßigkeiten abzuleiten.[22] In der Einbecker Zeit entstand auch eine Reihe von Manuskripten, die unveröffentlicht blieben und sich heute im Deutschen Apotheken-Museum in Heidelberg befinden. Auch sie lassen eine starke Hinwendung zur Naturphilosophie erkennen.[23]

Sertürners 1820 und 1822 erschienenes zweibändiges Hauptwerk, das „System der chemischen Physik", weist ihn ganz als Anhänger der Naturphilosophie aus. In den Mittelpunkt stellte er die chemische Verwandtschaftslehre, die er als „Haupt-Grundlage der chemischen Physik" verstand. Einen weiteren Schwerpunkt bildete der Einfluss des Lichtes auf das Erdsystem. Aufmerksamkeit schenkte er ferner Phänomenen wie Wärme und Elektrizität.[24] Auf insgesamt 456 Seiten wird im ersten Band in 12 Kapiteln das „Attractiv-Vermögen der gewichtlosen und wägbaren Stoffe" vorgestellt. Der zweite Band mit 604 Seiten beschreibt in 17 Kapiteln Untersuchungen über Elektrizität, die galvanische Säule sowie die Bedeutung des Sauerstoffs als oxydierendes Mittel. Außerdem behandelt Sertürner unterschiedliche Themen wie animalisches und pflanzliches Leben, das Feuer, aber auch die Schwerkraft, Mineralogie, Wärme und Astronomie, schließlich auch seine Versuche zu einer Erweiterung der chemisch-

---

[18] Schmitz, R. (1983), S. 1351; Friedrich, C (1984), S. 341 f.; Piehler, A. (1999), S. 25.

[19] Sertürner, F. W. (1812a), S. 410–423.

[20] Sertürner. F. W. (1812b), S. 76–79.

[21] Kesselmeier, M. R. (2008), S. 83.

[22] Sertürner, F. W. (1819), S. 33–59 und Kesselmeier, M. R. (2008), S. 83 f.

[23] Kesselmeier, M. R. (2008), S. 85–105.

[24] Sertürner, F. W. (1820 und 1822).

physikalischen Nomenklatur.[25] Indem Sertürner seine naturphilosophisch-kosmologischen Thesen auf alle Gebiete der Naturkunde ausdehnte, entfernte er sich immer mehr von rationalen naturwissenschaftlichen Betrachtungen. Es verwundert daher nicht, dass diesen beiden Bänden kein Erfolg beschieden war und sie in der wissenschaftlichen Welt nahezu keinerlei Beachtung fanden.[26]

Als ein zweites Hauptwerk Sertürners gelten die „Annalen für das Universalsystem der Elemente“ (Abb. 1.5), die er in den Jahren zwischen 1826 und 1829 als Zeitschrift herausgab, von der jedoch nur drei Bände erschienen.[27]

Da Sertürners zunehmend spekulativ-naturphilosophische Abhandlungen in der wissenschaftlichen Welt wenig Anerkennung fanden, wollte er in einem eigenen Journal seine Forschungsergebnisse vorstellen, um diesen „ein eigenes von jedem fremden Einflusse unabhängiges Feld zu eröffnen“ und zugleich „unberufene Einmischungen zu verhüten oder diesen rasch“ begegnen zu können. Sein Ziel war es, die Komplexität der Naturerscheinungen in ein eigenes wissenschaftlich strukturiertes System zu integrieren und damit den Entwurf eines „völlig neuen naturwissenschaftlichen Weltbildes“ zu liefern.[28] Mit bemerkenswertem Selbstbewusstsein wollte er hier die Verschmelzung verschiedener Wissenschaftsgebiete zu einem einheitlichen Komplex darstellen und bezeichnete dies als „Universalsystem der Elemente“. Zugleich forderte er die Vertreter unterschiedlicher Disziplinen auf, seine Natursicht mit eigenen Untersuchungen zu untermauern. Jedoch kamen sämtliche Beiträge in den „Annalen“ von ihm selbst. Im ersten Band behandelt er Fragen zur Bekämpfung von Krankheiten und die dazu erforderlichen Arzneimittel, aber auch Probleme der Physik wie Lichterscheinungen und Elektrizität. Die Zeitschrift repräsentiert aber keinesfalls das von ihm angestrebte geschlossene System, sondern seine Ausführungen stellen vielmehr ein unstrukturiertes, langatmiges Sammelsurium dar, in dem sich gedankliche Verknüpfungen kaum nachweisen lassen.[29]

Auch seine Ausführungen über Krankheiten wirken verworren, wenn er Störungen des Nervensystems als Krankheitsursache ansieht und Alkalien pauschal eine hohe Wirksamkeit attestiert. Diese sollten eine Verbesserung der Mischungsverhältnisse der Körpersäfte bewirken und er bezeichnete sie als einzige prophylaktische Mittel, wobei die „innere Alkalisation“ bei allen Erkrankungen helfen sollte.[30]

Im zweiten Band der Zeitschrift befasst sich Sertürner kritisch mit der Homöopathie Samuel Hahnemanns (1755–1843). Er moniert dessen Heilungsversuche mit „Minima

[25] Kesselmeier, M. R. (2008), S. 191 f.

[26] Ebenda, S. 192–201.

[27] Sertürner. F. W. (1826b), Vorrede, S. 1 und Kesselmeier, M. R. (2008), S. 170.

[28] Kesselmeier, M. R. (2008), S. 170 f.

[29] Ebenda, S. 173 f.

[30] Ebenda, S. 178 f.

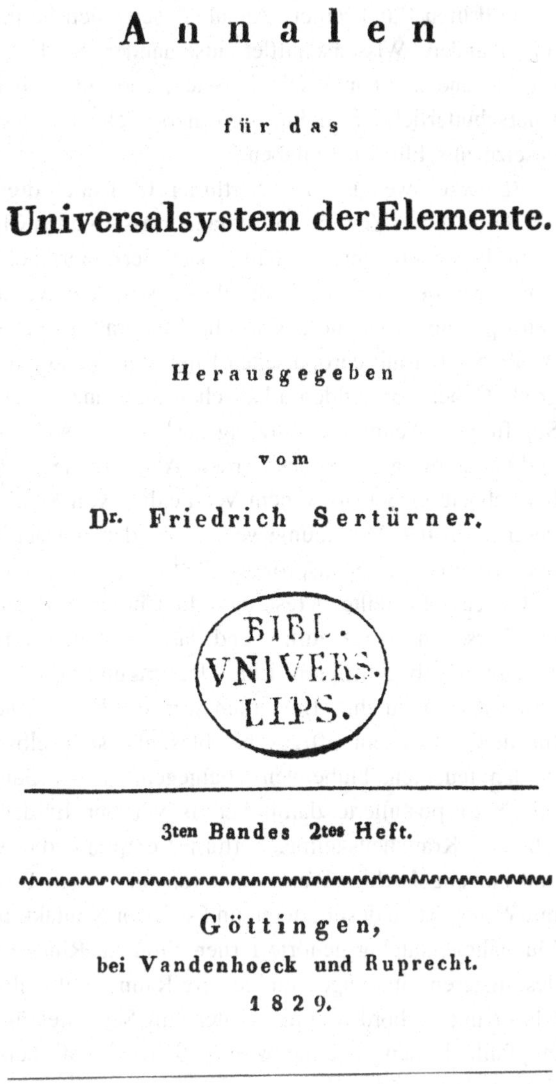
Annalen

für das

Universalsystem der Elemente.

Herausgegeben

vom

Dr. Friedrich Sertürner.

3ten Bandes 2tes Heft.

Göttingen,
bei Vandenhoeck und Ruprecht.
1829.

Abb. 1.5 Titelblatt der von Sertürner herausgegebenen Zeitschrift „Annalen für das Universalsystem der Elemente". Bildarchiv des Instituts für Geschichte der Pharmazie und Medizin Marburg

[…] von Arzneien" und verweist diese in das „Reich des Glaubens". Schließlich bemerkt er: „Das Maass des Zweifels wird endlich voll, wenn der Homöopathiker durch die Wahl der Mittel, die eigene Sache mit Widersprüchen belastet, indem er Substanzen rühmt, von denen wir nicht sagen können, dass sie auch in grossen Gaben die vor Augen habende Krankheit hervorzubringen im Stande wären."[31] Sertürner forderte stattdessen hohe Dosen.

[31] Sertürner, F. W. (1826b), S. 132.

Im dritten Band seiner „Annalen" setzt sich Sertürner mit der Kritik seiner Arbeiten durch andere Wissenschaftler auseinander. So beklagt er, dass Entdeckungen zuerst im Ausland anerkannt sein mussten, ehe sie auch in Deutschland geschätzt wurden. Unerschütterlich erscheint Sertürners Selbstbewusstsein, der überzeugt war, Naturgesetze entschlüsselt zu haben.[32]

Bemerkenswert ist, dass Sertürner 1831 auch drei Schriften veröffentlichte, die sich mit der in dieser Zeit in Deutschland grassierenden Cholera befassten (Abb. 1.6).[33]

In diesen Arbeiten beschäftigt sich Sertürner auch mit anderen epidemischen Krankheiten wie der Pest und beobachtete Krankheitsverläufe sowie Topografien der einzelnen Epidemien. Da die „asiatische Cholera", wie er sie nannte, seines Erachtens starke Ähnlichkeiten mit europäischen Ruhrarten besaß, empfahl er ähnliche Mittel, vor allem große Gaben von milden alkalischen Substanzen mit geringen Zusätzen von Opium als Stopfmittel. Wenn eine Wirkung ausblieb, so sollte innerlich und äußerlich Morphium und Chinoidin angewendet werden. Als Ursache für diese „seuchenhaften Krankheiten" bezeichnete er gemäß seinem Verständnis von Krankheiten ein „fehlerhaftes Bildungsgeschäft in den Verdauungswegen und den übrigen Organen, in Folge des erkrankten oder irregulairen Lebensprozesses."[34]

Gleichwohl stellte er fest, dass die Cholera vor allem in Gegenden mit regem Waren- und Personenverkehr auftrat und dass die feuchtwarmen klimatischen Verhältnisse die Ausbreitung begünstigten. Eine Übertragung von Mensch zu Mensch war für ihn also sehr wahrscheinlich.[35] Bemerkenswert erscheint ferner, dass laut Sertürner die Ursache für die Cholera „ein giftiges, belebtes, also sich selbst fortpflanzendes oder erzeugendes, in den feuchten, blühenden Thalgegenden des Ganges zu Hause gehörendes Wesen sei".[36] Er postulierte damit bereits vor der Entdeckung der Bakterien die Existenz lebender Krankheitskeime. Sertürner empfahl, die Seuchengebiete völlig zu isolieren und nur abgekochtes Wasser aus verschlossenen Brunnen zu verwenden, Lebensmittel mit Weingeist zu desinfizieren und sich vor Kontakt mit Insekten zu schützen. Zu seinem Maßnahmenkatalog gehörte ferner, Straßen, Rinnen und Gehöfte mit Schwefelkalk zu desinfizieren, Stallungen und andere Räume mit Chlor und Essig auszuräuchern. Privathäuser und Behördenräume sollten mit Schwefeldünsten gereinigt werden. Schließlich empfahl er, dem Brunnenwasser Schwefelkali beizumischen, bis dieses stark nach Schwefel schmeckte.[37]

---

[32] Kesselmeier, M. R. (2008), S. 181 f.

[33] Sertürner, F. W. (1831a); Sertürner, F. W. (1831b); Sertürner, F. W. (1831c), S. 71–82.

[34] Kesselmeier, M. R. (2008), S. 161 f.

[35] Ebenda, S. 163 f.

[36] Sertürner, F. W. (1831a), S. 13 f.

[37] Ebenda, S. 15 f. und Kesselmeier, M. R. (2008), S. 166.

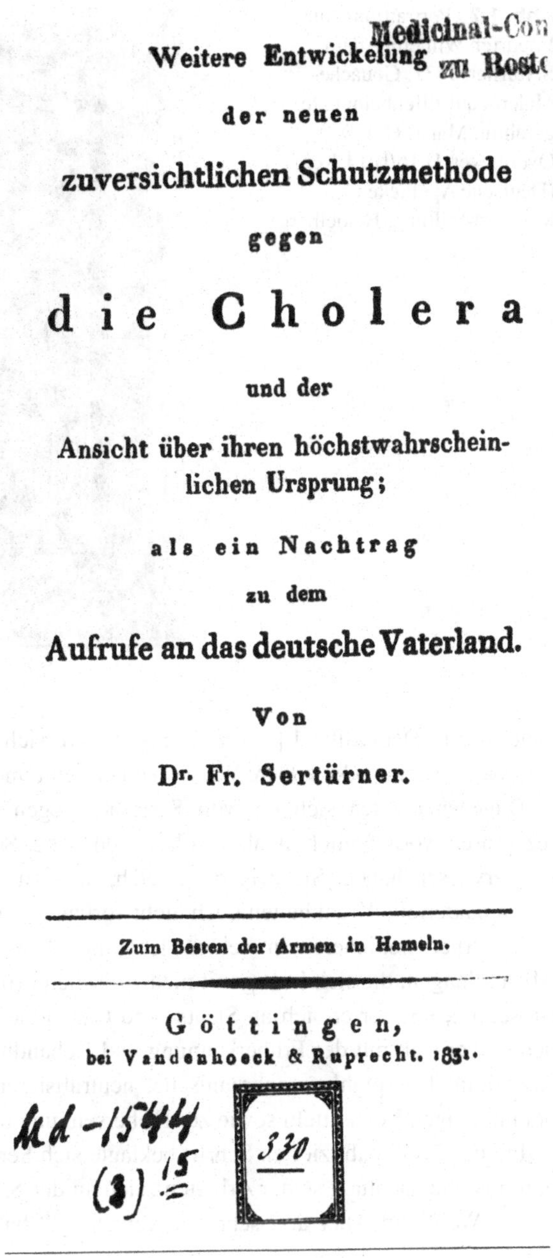

Weitere Entwickelung

der neuen

zuversichtlichen Schutzmethode

gegen

die Cholera

und der

Ansicht über ihren höchstwahrscheinlichen Ursprung;

als ein Nachtrag

zu dem

Aufrufe an das deutsche Vaterland.

Von

Dr. Fr. Sertürner.

Zum Besten der Armen in Hameln.

Göttingen,
bei Vandenhoeck & Ruprecht. 1831.

Abb. 1.6 Titelblatt einer Choleraschrift von Sertürner. Bildarchiv des Instituts für Geschichte der Pharmazie und Medizin Marburg

Außerdem forderte er in geradezu prophetischer Weise, dass die europäischen Staaten zusammenarbeiten sollten, um Ärzte, Chirurgen und Chemiker bei ihrer Arbeit zu unterstützen. Optimistisch verkündete er, dass man von „der großen Anzahl umsichtsvoller

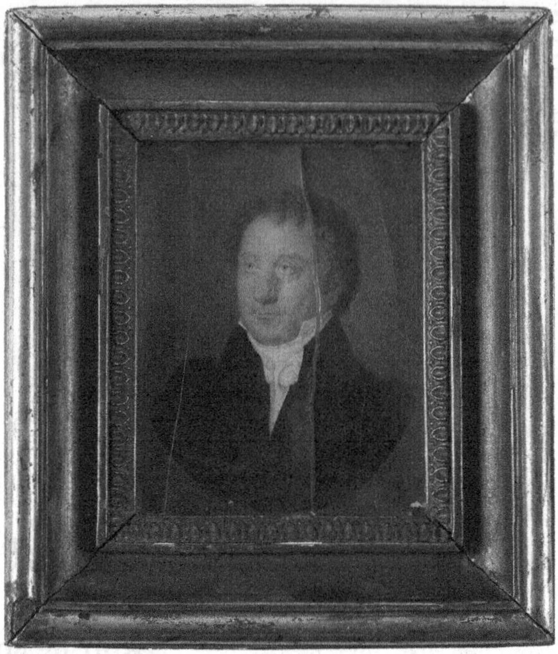

Abb. 1.7 Portraitminiatur Friedrich Wilhelm Adam Sertürner, 1831. Gouache-Malerei auf Elfenbeinplatte, gerahmt. Maler: C. F. Overmeyer. H 16/B 14,1 cm (Deutsche Apotheken Museum-Stiftung, Heidelberg)

Gelehrter in Deutschland […] mit einiger Zuversicht hoffen [dürfe], daß diese Seuche, sei es auf die eine oder andere Weise, bald erkannt und bekämpft werden wird."[38]

Dagegen dürften sich die von Sertürner gegen die Cholera empfohlenen Arzneirezepturen, vornehmlich alkalisch-ölige Gemische, Senfpflaster u. Ä., als weniger wirksam erwiesen haben. Sie zeigen zugleich, dass zu seiner Zeit wirksame Therapeutika gegen bakterielle Krankheiten noch nicht vorhanden waren.[39]

Sertürner publizierte in seinen letzten Lebensjahren eine Reihe von kleineren Abhandlungen, die sich häufig mit medizinischen Problemen beschäftigten, so 1826 eine Broschüre, mit der er sich an Staats- und Gesundheitsbeamte wandte (Abb. 1.7). Darin befasste er sich mit der Früherkennung und Behandlung epidemischer Krankheiten. Als Arzneimittel empfahl er anorganische, neutralisierende Substanzen, Einreibungen mit opiumhaltigen Reizmitteln sowie zur Fiebersenkung und Vorbeugung Chinin.[40]

In einer 1838 publizierten Schrift beklagte sich Sertürner bitter, dass die gelehrte Welt durch Nichtbeachtung seiner Arbeiten „sich an der Sache des deutschen Vaterlandes und an der Wohlfahrt Aller arg, sehr arg, versündigt" habe.[41] Ein Jahr später, 1839, sandte

[38] Sertürner, F. W. (1831a), S. 18.

[39] Kesselmeier, M. R. (2008), S. 168, vgl. auch Friedrich, C. (2020), S. 1784.

[40] Sertürner, F. W. (1826a).

[41] Sertürner, F. W. (1838), S. 8; Kesselmeier, M. R. (2008), S. 132 f.

Sertürner an die in Bad Pyrmont tagenden Mitglieder der Vereine der Naturforscher, Ärzte und Pharmazeuten eine kleine Schrift, in der er erneut auf die Ergebnisse seiner Studien in der Chemie, Pharmazie, Technik und Medizin hinwies. Besonders erwähnte er auch die Wirkstoffe des Opiums und der Chinarinde, befasste sich aber auch mit giftigen Phosphorverbindungen, die als Schädlingsbekämpfungsmittel eingesetzt werden sollten. Ferner ging er auch auf die Energieausnutzung bei Schmelzöfen und Dampfmaschinen sowie auf seine Theorie vom dreiteiligen Charakter aller Krankheiten ein.[42]

Wohl seiner Herkunft als Sohn eines Ingenieurs geschuldet, beschäftigte sich Sertürner in seinen letzten Lebensjahren auch mit „Geschütz-Kunst“. Hierzu führte er Experimente durch, um „die Gesetze der rotirenden sphärischen Körper näher zu untersuchen.“[43]

Das Deutsche Apotheken-Museum konnte 2012 von den Nachkommen Sertürners einen Nachlass mit Zeugnissen, Diplomen und wissenschaftlicher Korrespondenz sowie ca. 400 Seiten wissenschaftliche Aufzeichnungen (Entwürfe, Reinschriften, Skizzen, zeichnerische Druckvorlagen sowie Druckfahnen mit handschriftlichen Korrekturen) erwerben, der in den nächsten Jahren wissenschaftlich bearbeitet wird (Abb. 1.8). Er bietet interessante Einblicke in die vielfältigen wissenschaftlichen Interessen Sertürners.

Sertürners Bemühen um Anerkennung seiner wissenschaftlichen Arbeiten spiegelt sich auch in den erhalten gebliebenen Briefwechseln mit dem schwedischen Chemiker Jöns Jakob Berzelius (1779–1848) und Justus von Liebig (1803–1873) wider. Obwohl Sertürner mit Selbstbewusstsein auf die Bedeutung seiner Arbeiten gegenüber Berzelius hinwies, schenkte dieser ihnen keinerlei Beachtung und es bleibt unbekannt, ob Berzelius auf Sertürners Schreiben überhaupt geantwortet hat.[44] Dagegen entwickelte sich mit dem wesentlich jüngeren Justus Liebig ein intensiverer Austausch, wobei Sertürner hier auf dessen Unterstützung und Förderung hoffte. So schrieb er selbstbewusst 1834: „Das Beste würde sein, daß ich auf ein oder zwei Jahre eine Professur in Berlin, Wien oder an einem andern recht durch gelehrte Männer bevölkerten Ort erhielte: Sollten Sie durch Ihre große Verbindung mir da einst (gestützt auf die bald erscheinende Schrift) helfen und mich so meinem Ziele nähern, so würde ich Ihnen ewig dankbar sein.“[45] Sertürner sandte Liebig seine kleinen Abhandlungen sowie seine „Annalen für das Universalsystem der Elemente“. Eine Antwort Liebigs ist jedoch nicht erhalten. Auch auf weitere Briefe, in denen Sertürner ankündigte, Liebig als Nachfolger für den Göttinger Chemieprofessor Friedrich Strohmeyer (1776–1835) zu empfehlen, fehlen die Gegenbriefe.[46] Da Liebig aber ein Gegner der Naturphilosophie war, weshalb er sich

[42] Sertürner, F. W. (1839a), S. 1–4, vgl. auch Kesselmeier, M. R. (2008), S. 134 f.

[43] Kesselmeier, M. R. (2008), S. 143; Friedrich C./Seidlein, H.-J. (1984), S. 342.

[44] Kesselmeier, M. R. (2008), S. 116 f.

[45] Brief Sertürners an Liebig vom 18.06.1834, zitiert nach Kesselmeier, M. R. (2008), S. 119.

[46] Kesselmeier, M. F. (2008), S. 119–121.

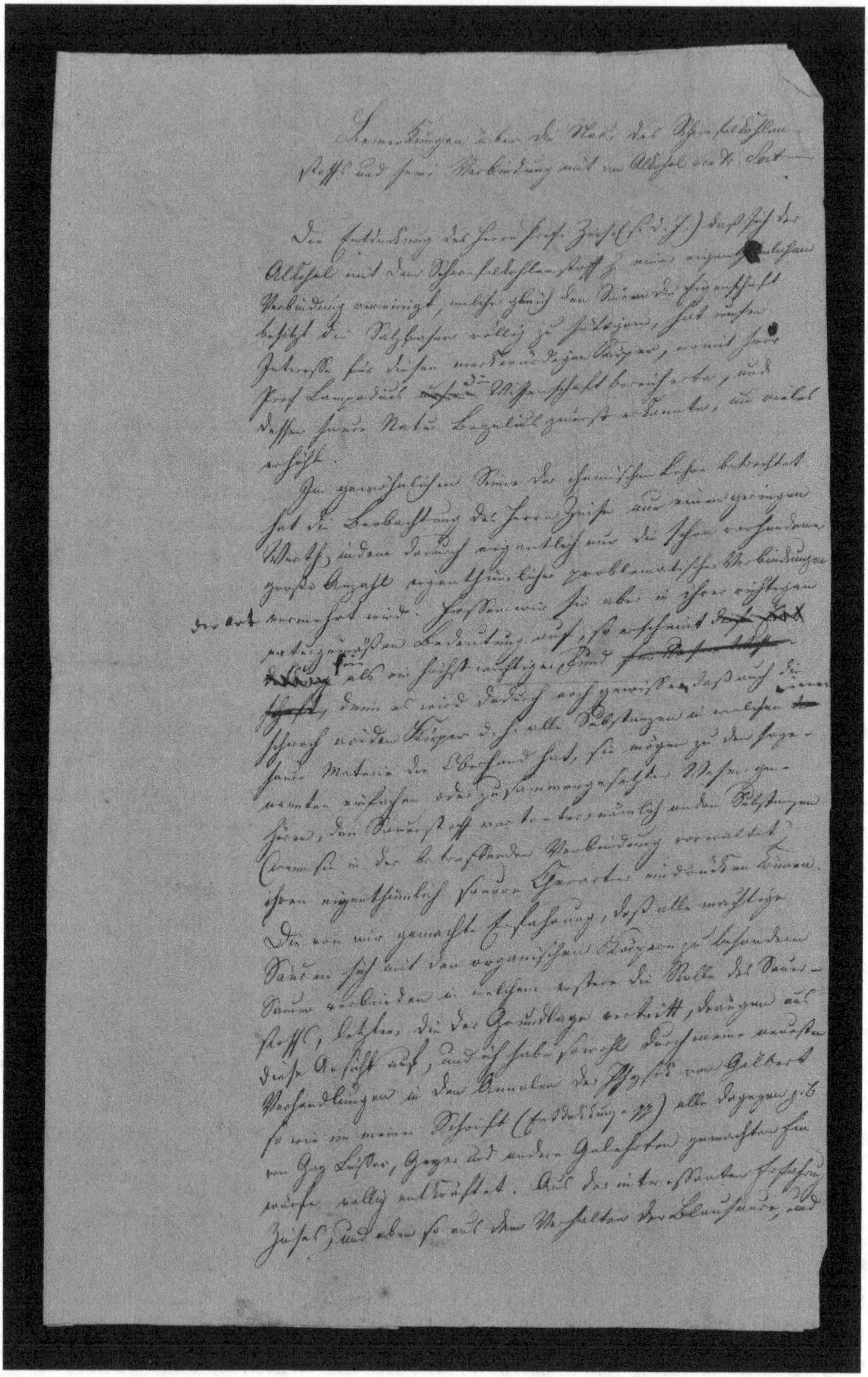

Abb. 1.8 Seite aus einem Manuskript Sertürners (undatiert, aus den 1830er-Jahren): „Bemerkungen über die Natur des Schwefelkohlenstoffs und seine Verbindung mit dem Alkohol". Faltbogen, 32,6 × 20,5 (Inventar-Nr. VII A 2076). Deutsche Apotheken Museum-Stiftung, Heidelberg

auch von seinem Lehrer Karl Wilhelm Gottlob Kastner (1783–1857) abwandte,[47] muss man wohl davon ausgehen, dass er Sertürners Abhandlungen seine Zustimmung verwehrte und, um diesen nicht zu kränken, eine Antwort schuldig blieb.

1.3.1 Morphin-Arbeiten

Ohne Frage zählen Sertürners Publikationen zum Opium, die in der Entdeckung und Untersuchung des Morphins gipfelten, zu seinen bedeutendsten und anerkanntesten wissenschaftlichen Arbeiten. Daher sollen gerade diese im Rahmen der Buchreihe „Klassische Texte der Wissenschaft" im Folgenden ausführlicher besprochen werden.

Friedrich Wilhelm Sertürner hat sich seit 1803 mit Untersuchungen von Opium, einem sehr alten Arzneimittel, beschäftigt. Rudolf Schmitz betonte, dass es „auf der Welt wohl kein anderes pflanzliches Produkt [gibt], das zugleich so viel Segen und Unheil gestiftet" habe.[48] Der Terminus Opium stammt vom altgriechischen opos = Saft. Bei Opium handelt es sich um den getrockneten Milchsaft von Papaver somniferum, dem Schlafmohn, den man durch Einschnitte in dessen unreife Fruchtkapseln gewann, wobei der Milchsaft anschließend an der Luft trocknete. Mit Blättern wurde er dann zu braunen Kugeln geformt und gelangte so als Opium in den Handel. Opium wurde bereits im Altertum als Arzneimittel verwendet, wie altägyptische, assyrische, griechische, römische und arabische Quellen belegen. Die Indikationsgebiete waren vielfältig, darunter Schlafbeschwerden, aber auch starke Durchfälle, wie Ruhr, Husten, Schmerzzustände oder Hysterie.[49] Opium war auch einer der Hauptbestandteile des Theriaks, einer viel verwendeten Panazee (Universalpharmakon) und Antidot (Gegengift), das auf Andromachus d. Ä., den Leibarzt des Kaisers Nero, zurückgeht und auch in Europa als ein beliebtes Arzneimittel galt.[50]

Eine bedeutende Rolle spielte Opium in der chinesischen Medizin, aber auch in der arabischen. Die Kenntnisse über diese Arzneidroge gelangten dann durch salernitanische und toledische Übersetzer im 11. und 12. Jahrhundert in das christliche Abendland. Auch im Mittelalter erfreute sich Opium großer Beliebtheit. Im deutschsprachigen Raum findet sich im Lehrgedicht „Hortulus" (= Gärtchen) des Abtes des Klosters Reichenau, Walahfrid Strabo (808/09–849), in dem Kapitel über „papaver" (den Mohn) ein Hinweis auf seine euphorisierende Wirkung, indem erwähnt wird, dass die Einnahme von Mohn das „ersehnte Vergessen" bringe und so die Einnehmenden von ihren „unendlichen Sorgen" befreie.[51] Gemeinsam mit anderen Drogen, wie der Alraune (Mandragora)

[47] Kirschke, M. (2001), S. 376–384; vgl. auch Friedrich, C. (1998), S. 342–345, sowie Friedrich, C. (2003), S. 1634–1638.

[48] Schmitz, R. (1981), S. 380.

[49] Ebenda, S. 380.

[50] Dilg, P. (1986), S. 2677–2682; Anagnostou, S. (2012), S. 45–70.

[51] Schmitz, R. (1981), S. 381; Schmitz, R. (1998), S. 306 f.; Stoffler, H.-D. (1978), S. 35.

und dem Bilsenkraut (Hyoscyamus), fand Opium im Mittelalter als Schlaf- und als Schmerzmittel Anwendung, beispielsweise in Form der sog. Schlafschwämme (Spongia somnifera), die bereits in der Schule von Salerno im Antidotarium Nicolai beschrieben wurden.[52]

Auch Theophrastus Bombastus von Hohenheim, genannt Paracelsus (1493/94–1541), schätzte Opium, das als Laudanum vielfache Anwendung fand und von seinen Nachfolgern, wie dem ersten Professor für Chymiatrie an der Universität Marburg, Johannes Hartmann (zwischen 1568–1631), verordnet wurde, der es sogar im Praktikum von seinen Medizinstudenten herstellen ließ.[53] Opium war auch Bestandteil von Hexentränken und -salben.[54] Als Narkosemittel geriet es allerdings Ende des 16. Jahrhunderts mehr und mehr in Vergessenheit.[55]

Besondere Bedeutung erlangte das Opium im 18. Jahrhundert durch den englischen Mediziner John Brown (1735–1788), der mit dem nach ihm benannten Brownianismus eine Reiztherapie begründete. Obwohl Opium bis dahin als ein Beruhigungsmittel angesehen wurde, bezeichnete Brown es als ein Reiz- und Erregungsmittel und wichtigstes Arznei- und Allheilmittel.[56] Seiner Lehre folgten viele Ärzte, die nun Opium in gleicher Weise anwendeten und sogar in Experimenten seine Reizwirkung nachzuweisen versuchten, wie beispielsweise Samuel Crumpe (1766–1796).[57]

1.3.2 Sertürner und die Pflanzenchemie seiner Zeit

Sertürners Entdeckung des Morphins zeugt von seinem Können als Analytiker. Seine Leistung muss aber im Zusammenhang mit der zu seiner Zeit lebhaften Entwicklung der Pflanzenchemie betrachtet werden. Eine planmäßige Pflanzenforschung hatte bereits im letzten Drittel des 17. Jahrhunderts an der 1666 gegründeten Académie Royale des Sciences zu Paris begonnen. Die Methoden waren allerdings noch sehr einfach, sie umfassten neben dem Auspressen des Pflanzensaftes und dem Extrahieren der Pflanze mit einem Lösungsmittel vor allem Destillationsanalysen mithilfe des Feuers. Das letztere Verfahren erlaubte bereits eine Unterscheidung der verschiedenen gewonnenen Destillationsprodukte in diverse Salze, Geiste, Öle und Erden. Daneben bestimmten die französischen Forscher aber auch physikalische Größen, wie das Gewicht, die Dichte und den Gehalt der einzelnen Analysenfraktionen. Die Akademie regte bereits einen Vergleich der Analysenergebnisse von verschiedenen Pflanzen, Pflanzenteilen und sogar

[52] Goltz, D. (1976), S. 153–158; Kuhlen, F.-J. (1983), S. 194 f.; Seefelder, M. (1996), S. 84 f.

[53] Müller-Jahncke, W.-D./Friedrich, C. (2009), S. 4946–4951; Kreutel, M. (1988), S. 104–110.

[54] Kuhlen, F.-J., (1984), S. 2195–2202.

[55] Keil, G. (1989), S. 643–648, hier S. 645.

[56] Jantz, V. (1974), S. 209.

[57] Jantz, V. (1974), S. 215–223.

unterschiedlichen Pflanzenexemplaren an. Die Arbeiten schlossen auch methodische Aspekte ein, so die Suche nach neuen Reagenzien und neuen oder weiter entwickelten Instrumenten, wie Thermoskope, Vakuumpumpen und Aräometer. Der Gedanke der Maßanalyse begann sich bereits in dieser Zeit zu entwickeln.[58]

Der französische Apotheker Simon Bouldoc (1672–1729) extrahierte Drogen zunächst mit Alkohol und dann mit Wasser und bestimmte die Mengen der jeweils ausgezogenen Bestandteile anschließend quantitativ. Um die Stoffe nicht durch Wärme zu zerstören, benutzte Claude Poussant Marotte de la Garaye (1675–1755) kaltes Regenwasser zur Extraktion. Er bezeichnete seine Trockenextrakte bereits als „wesentliche Salze", ein Begriff, der bis dahin nur für anorganische Stoffe Verwendung gefunden hatte. Zugleich regte er eine Untersuchung dieser Verbindungen an. Unter dem Einfluss des Akademiemitgliedes Wilhelm Homberg (1652–1715), der 1701 Kritik an den pyrochemischen Methoden, bei denen häufig nur Asche entstand, geübt hatte, begann ein Umschwung in der französischen Pflanzenchemie. Die Extraktionsmethoden mit Lösungsmitteln wurden verbessert und man begann außerdem, die erhaltenen Produkte bereits in pharmakologischen Versuchen an Tieren zu prüfen.[59]

Auch in Deutschland erlebte die Pflanzenchemie im 18. Jahrhundert einen Aufschwung, so durch den Hallenser Mediziner Friedrich Hoffmann d. J. (1660–1742), der ätherische Öle, Balsame, Harze, Manna, Zucker und andere pflanzliche und tierische Substanzen untersuchte. Johann Friedrich Cartheuser (1704–1777) und der Apotheker Caspar Neumann (1683–1737), Schüler des Begründers der Phlogistontheorie, Georg Ernst Stahl (1659–1734), stützten sich bereits auf die französischen Erfahrungen. Unklar blieb jedoch immer noch, ob die Extraktionsprodukte, die man gewinnen konnte, Reinstoffe oder Stoffgemische waren.[60]

Die erste Reindarstellung eines Pflanzenstoffes war die des Zuckers, der Saccharose, die 1747 dem Neumann-Schüler und Apotheker Andreas Sigismund Marggraf (1709–1782) gelang, der Zucker als ein „wesentliches Salz" bezeichnete. Er hatte den Zucker zunächst mit Alkohol extrahiert, jedoch entwickelte er bald ein preiswerteres Verfahren, bei dem er den zuckerhaltigen Saft einkochte, entschäumte und zur Klärung mit Eiweiß und Ochsenblut versetzte.[61]

Einen besonderen Beitrag zur Pflanzenchemie leistete der in Schweden wirkende deutsche Apotheker Carl Wilhelm Scheele (1742–1786), der pflanzliche, d. h. organische Salze mit anorganischen Säuren umsetzte und so aus verschiedenen Pflanzen deren Säuren zu isolieren vermochte, wie die Zitronen-, Wein-, Apfel-, Oxal- und Gallussäure (Abb. 1.9).[62]

---

[58] Künkele, W. (1971), S. 43–103; Müller-Jahncke, W.-D./Friedrich, C./Meyer, U. (2005), S. 65 f.

[59] Künkele (1971), S. 166–175; Borchardt, A. (1974), S. 1–4.

[60] Müller-Jahncke, W.-D./Friedrich, C./Meyer, U. (2005), S. 65–67.

[61] Schümann, C. (1997), S. 269 f.; Friedrich, C. (2009), S. 836–838.

[62] Cassebaum, H. (1982), S. 31–40; Friedrich, C. (1992), S. 28.

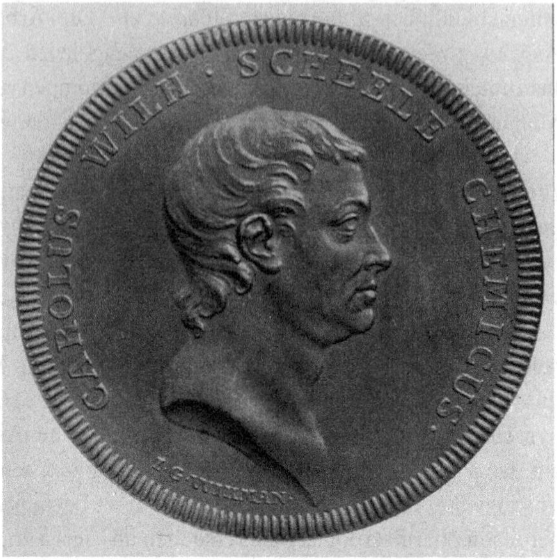

Abb. 1.9 Medaille, die im Auftrag der Schwedischen Akademie der Wissenschaften 1789 von Johan Gabriel Wikmann (1753–1821) erstellt wurde, mit dem einzigen authentischen Bildnis des Apothekers Carl Wilhelm Scheele. (Bildarchiv des Institutes für Geschichte der Pharmazie und Medizin Marburg)

Schließlich veröffentlichte der Apotheker Sigismund Friedrich Hermbstaedt zwischen 1795 und 1799 unter dem Titel „Kurze Anleitung zur chemischen Zergliederung der Vegetabilien" in mehreren Artikeln eine Zusammenfassung der damals üblichen Methoden der Pflanzenanalyse, verbunden mit einer Klassifizierung der bekannten Pflanzenstoffe. 1807 erschien die überarbeitete Fassung als Buch. Hermbstaedt unterschied darin Pflanzenstoffe, wie Gummi-, Schleim-, und Zuckerstoffe, aber auch färbende oder betäubende Stoffe. Gemäß seinen Vorstellungen, die allerdings noch von der Anorganischen Chemie geprägt waren, sollten diese Stoffe in den verschiedenen Pflanzen stets gleich sein.[63] Hermbstaedt wandte sich zudem gegen die damals verbreitete Auffassung, dass nur Gesamtdrogen eine arzneiliche Wirkung besitzen. Er regte seine Kollegen an, die „bildenden Principien" der Pflanzen zu erforschen bzw. die Ursachen ihrer „medicinischen Kräfte zu erfinden".[64] Hermbstaedt forderte also nichts anderes als die Suche nach den Wirkstoffen der Heilpflanzen und Drogen und dürfte damit auch Friedrich Wilhelm Sertürner, der seine Arbeiten kannte, Anregungen für seine Opiumuntersuchungen gegeben haben.

1.3.3 Die Entdeckung des Morphins

Obwohl Sertürners erste Publikation über das Opium und seinen Wirkstoff erst im Frühjahr 1805 in Trommsdorffs „Journal der Pharmacie" erschien, gilt als sicher,

[63] Borchardt, A. (1974), S. 10–21.

[64] Hermbstaedt, S. F. (1807), S. 11; Friedrich, C./Schümann, C. (1991), S. 47.

dass er seine diesbezüglichen Untersuchungen bereits 1803 begonnen hatte, also noch als Gehilfe im Laboratorium der Paderborner Hof-Apotheke, wo er dann auch bereits 1804 einen „neuen Stoff" entdeckte und zu Beginn des Jahres 1805, also noch vor seinem Wechsel nach Einbeck, das Manuskript über seine Entdeckung abfasste.[65] Die Anregungen für seine Opiumanalysen dürfte Sertürner aus der Praxis erhalten haben, denn Opiumzubereitungen wurden damals in den Apotheken häufig hergestellt, insbesondere als Schlafmittel. Sertürner, der ein sorgfältig arbeitender Apothekergehilfe war, hatte offenbar festgestellt, dass trotz seiner „lege artis" durchgeführten Herstellung die Wirkung dieser Opiumpräparate unterschiedlich war. Bisweilen erwies sich die schlafbringende Wirkung der Opiumzubereitungen als zu gering, in anderen Fällen zeigte sich eine viel zu lang anhaltende Wirkung. Heute spricht man in der Medizin von „hang over". Aufgrund seiner Kenntnisse der phytochemischen Literatur, nicht zuletzt auch der Arbeiten von Hermbstaedt, postulierte er: Wenn es gelänge, das „principium somniferum", also den Wirkstoff des Opiums, zu isolieren, wäre eine bessere Dosierung möglich, die weder eine zu starke noch zu schwache Wirkung erzeugen würde. Ausgehend von den Arbeiten Scheeles, der, wie schon berichtet, aus verschiedenen Pflanzen Säuren isoliert hatte, vermutete Sertürner, dass es sich bei dem Wirkstoff des Opiums um eine Säure handeln müsse.[66]

Seine erste Veröffentlichung zum Opium erschien in Johann Bartholomäus Trommsdorffs (1770–1837) „Journal der Pharmacie" in der Rubrik „Auszüge aus Briefen an den Herausgeber". In dieser Arbeit mit dem Titel „Säure im Opium" setzte sich Sertürner kritisch mit einer Studie des Erfurter Apothekers Christian Friedrich Bucholz (1770–1818) auseinander, die dieser im Jahre 1800 in der gleichen Zeitschrift veröffentlicht hatte.[67] Während Bucholz eine gebundene Pflanzensäure im Mohnsaft vermutete, wies Sertürner eine freie Säure durch Röten der Lackmustinktur nach, die sich mit Alkalien verbinden ließ. Diese sauren Eigenschaften konnte er an zwei Opiumsorten zeigen und dabei zugleich die Frage stellen, ob sie „wohl allem Opium eigen sey" und ob es sich um „eine eigene oder schon bekannte Säure" handele.[68]

In einem zweiten, als Nachtrag veröffentlichten Brief an den Herausgeber im gleichen Journal beschreibt Sertürner diese Säure, die sich mit Wasser oder Alkohol extrahieren ließ. Er nennt ihre Eigenschaften und erwähnt, dass sie sich leichter mit Eisen verbindet als die „Gallus = und Blausäure und der Gärbestoff". Trommsdorff äußerte als Herausgeber der Zeitschrift Zweifel an einer besonderen Säure und forderte eine „sorgfältige Wiederholung und Erweiterung" der Versuche.[69]

[65] Kerstein, G. (1954), S. 969.

[66] Friedrich, C./Seidlein, H.-J. (1984), S. 343.

[67] Bucholz, [C. F.] (1800), S. 24–62.

[68] Sertürner, F. W. (1805a), S. 235.

[69] Sertürner, F. W. (1805b), S. 236–241.

Schließlich erschien noch ein dritter Brief an den Herausgeber in Trommsdorffs Journal, in dem Sertürner berichtet, dass die von ihm gefundene Opiumsäure verdünnte Lackmustinktur rötet und mit dem „Färbestoff [...] ein röthliches Präcipitat" bildet. Sertürner teilt ferner mit, dass sich Opiumsäure auch im deutschen Schlafmohn (Papaver somniferum) findet.[70]

Im ersten Stück des 14. Bandes des „Journal der Pharmacie", das noch 1805 erschien, findet sich Friedrich Wilhelm Sertürners berühmte Arbeit mit dem Titel „Darstellung der reinen Mohnsäure (Opiumsäure) nebst einer chemischen Untersuchung des Opiums mit vorzüglicher Hinsicht auf einen darin neu entdeckten Stoff und die dahin gehörigen Bemerkungen", in der er die Entdeckung des Morphins bekannt gibt.[71] In 57 Versuchen schildert er seine Analysen des Opiums, wobei er sich zunächst mit Trommsdorffs Zweifel an der Existenz einer Säure im Opium auseinandersetzt. Obwohl Sertürner einräumt, dass „zu vermuthen [sei], daß ich mich getäuscht hatte, weil schon Männer von so ausgezeichneten Kenntnissen und Verdiensten sich mit Untersuchung dieses Körpers beschäftigt hatten", weist er in diesem ausführlichen Aufsatz das Vorhandensein der Opiumsäure nach, aber auch die Existenz eines „andern bis jetzt unbekannten Stoff[es] im Opium."[72]

Hinsichtlich ihres Aufbaus folgt diese Arbeit der des wissenschaftlich schon versierteren und erfahreneren Apothekers und Professors Christian Friedrich Bucholz aus dem Jahre 1800, an der sich der junge Apothekergehilfe offenbar orientierte. In den ersten 20 Versuchen, die Sertürner ausführlich beschreibt, schildert er die Darstellung der Mohnsäure sowie ihre Eigenschaften und Unterschiede zu anderen Säuren. Er stellte sie her, indem er den heißen, wässrigen Opiumauszug mit Ammoniak versetzte und so „mohnsaures Ammoniak" (Ammonium papavricum) erhielt.[73] Hierzu gab er essigsaures Blei und Schwefelsäure. Es folgen weitere Versuche zur Herstellung der Mohnsäure. Im 20. Versuch skizziert er das seines Erachtens zweckmäßigste Herstellungsverfahren aus dem alkoholischen Opiumauszug, in dem er einen Teil Opium mit dreieinhalb Teilen Wasser und ebenso viel Alkohol versetzte und dann „ätzenden oder essigsauren mit Baryt" (Barium) hinzugab, sodass eine schwerlösliche Verbindung entstand und der Extraktivstoff in der Flüssigkeit zurückblieb.[74]

Ausführlich beschreibt Sertürner die Eigenschaften der Mohnsäure, die er als geruchlos und sauer schmeckend schildert.[75] Während er mit Opiumtinktur blausaures Kali (Kaliumferrocyanid) vom Eisen befreien konnte, gelang dies, wie er berichtet, mit

[70] Sertürner, F. W. (1805c), S. 349.

[71] Sertürner, F. W. (1805d), S. 47–91.

[72] Ebenda, S. 48.

[73] Ebenda, S. 56–58.

[74] Ebenda, S. 64–67.

[75] Ebenda, S. 66.

der Mohnsäure nicht. Sertürner stellte zudem fest, dass die Mohnsäure auf die blauen Pflanzenpigmente wie jede andere Säure wirkte. Daraus schloss er „auf das Daseyn eines anderen Stoffes“, der diese Farbveränderungen hervorbrachte.[76]

Er isolierte diesen Stoff und untersuchte dessen Wirkung auf lebende Tiere: Sechs Gran (= 360 mg) wurden in 3 Quentchen (= 3 Drachmen = 11,25 g) Alkohol durch Kochen aufgelöst und, „mit etwas Zuckersaft vermischt, einem anderthalbjährigen gesunden Hunde eingegeben“.[77] Der Hund zeigte zunächst Unruhe, nach einer halben Stunde ein großes Schlafbedürfnis und erbrach sich schließlich, was auf eine zu hohe Dosis hindeutet. Dennoch verabreichte Sertürner ihm eine Stunde später eine weitere Gabe von 6 Gran und schließlich noch 3 Gran mit Gummischleim, die der Hund aber gleich wieder ausbrach. Er beobachtete ein „dumpfes Winseln“ und „konvulsivische Bewegungen“ sowie ein Zittern am ganzen Körper, das 4 bis 6 Stunden anhielt, und einen „Hang zum Schlafe“, woraus Sertürner schloss, dass „dieser Körper der eigentliche betäubende Grundstoff des Opiums ist“.[78]

Er widmete sich nun in den folgenden Versuchen der Herstellung des möglichst reinen Stoffes. Es gelang ihm, weiße, glänzende Kristalle des Stoffes zu gewinnen, die er erneut einem Hund auf gleiche Weise verabreichte. Dieser zeigte dieselben Symptome, allerdings in noch stärkerem Maße, sodass Sertürner Essigsäure als Gegenmittel geben musste. Die Gabe der doppelten Menge dieses Stoffes führte trotz Gegenmittel schließlich zum Tode des Hundes.[79]

In einem Vergleichsversuch, bei dem Sertürner den filtrierten Opiumextrakt statt in Alkohol in kaltem Wasser löste, schied er den „Körper“ mit Ammoniak aus. Er stellte dabei fest, dass die alkoholische Opiumextraktion „weit heftiger als eine wässerichte die Funktionen des thierischen Organismus afficirt“, also wesentlich stärker wirkt.[80]

Im 53. Versuch zählte Sertürner die nachgewiesenen Bestandteile des Opiums auf:

„Extraktivstoff mit gummichten Theilen gemischt;
Balsamartige Materie;
Schlafmachendes Princip;
Mohnsäure;
Harz;
Gluten;
Kautschuck;
Schwefelsaurer Kalk;
Thonerde;

[76] Ebenda, S. 67.
[77] Ebenda, S. 71.
[78] Ebenda, S. 71 f.
[79] Ebenda, S. 76–79.
[80] Ebenda, S. 79.

Nebst einem starkriechenden flüchtigen Stoff, und dem oft beträchtlichen Ueberreste, welcher größtentheils aus verhärtetem Pflanzen = Eyweiß, Faserstoffe und Unreinigkeit zu bestehen scheint."[81]

Daraus leitet Sertürner ab, „daß die große Reizbarkeit des Opiums nicht von Harz = oder Extraktivtheilen, sondern von diesem besondern krystallisirbaren Körper herzuleiten ist."[82] Und er bemerkt weiter: „Ich werde ihn zum Unterschiede von dem hypothetisch angenommenen narkotischen Stoffe, schlafmachenden Stoff (principium somniferum) nennen."[83]

Sertürner beschreibt anschließend die Darstellung der reinen Kristalle dieses schlafmachenden Stoffes. Wie aus einer Anmerkung hervorgeht, hatte er diese Versuche bereits „im vorigen Winter bey starkem Froste" angestellt.[84] Dies wird auch durch eine Arbeit von Sertürner aus dem Jahre 1839 bestätigt, in der er bemerkte, dass er die Hauptbestandteile des Opiums in den Jahren 1803 bis 1804 nachgewiesen hatte.[85] Somit ist 1804 das Entdeckungsjahr des „principium somniferum", also jenes Stoffes, den Sertürner 1817 Morphium nach Morpheus, dem Gott des Traumes, nannte.

Bemerkenswert sind Sertürners Schlussfolgerungen, die er unter der Überschrift „Folgerungen und Bemerkungen" mitteilt: „Wird es [...] erwiesen, daß der schlafmachende Stoff an und für sich dieselben (wo nicht bessere) Wirkungen als das Opium in der thierischen Oekonomie hervorbringt, so sind alle diese Schwierigkeiten gehoben; der Arzt hat nicht mehr mit der Ungewißheit und dem Ungefähre, worüber oft geklagt wird, zu kämpfen, er wird sich immer mit gleichem Erfolge dieses Mittels in Alkohol oder Säuren gelöst, statt der nicht immer gleichen jetzt gebräuchlichen Opiumpräparate bedienen können."[86] Die Verwendung des „schlafmachenden Stoffes", also des reinen Arznei- bzw. Wirkstoffes, anstelle der Drogenzubereitung (Opiumtinktur), die stets eine von äußeren Faktoren wie Klima oder Wachstumsbedingungen variierende Wirkstoffmenge enthält, ermöglichte eine genauere Dosierung und damit eine gezielte und bessere Therapie.

Weiter betont Sertürner: „Hierbey eröfnet sich wieder dem praktischen Scheidekünstler ein neues noch wenig geebnetes Feld zur Untersuchung; denn man darf hoffen, daß sich aus mehrern andern Vegetabilien, z. B. den sogenannten Giftpflanzen, und mehrern andern Stoffe abscheiden lassen, worin ihre Wirkungen vereinigt liegen."[87] Damit umreißt er mit Weitblick bereits ein Forschungsprogramm, dem sich

[81] Ebenda, S. 86.

[82] Ebenda, S. 87.

[83] Ebenda, S. 87.

[84] Ebenda, S. 88.

[85] Sertürner, F. W. (1839b), S. 222; vgl. dazu auch Piehler A. (1999), S. 46 und Kerstein, G. (1954), S. 968 f.

[86] Sertürner, F. W. (1805d), S. 89 f.

[87] Ebenda, S. 90 f.

pharmazeutische Forscher – vornehmlich französische und deutsche Apotheker sowie Chemiker (Scheidekünstler) – nach 1817 widmeten, nämlich der Isolierung weiterer Wirkstoffe aus anderen, vor allem sog. Giftpflanzen, also alkaloidhaltigen Gewächsen.

Erstaunlicherweise fand diese Publikation jedoch in der wissenschaftlichen Welt kaum Beachtung, obwohl sie alle wesentlichen Erkenntnisse, die einen Paradigmenwechsel in der Arzneimitteltherapie einleiten sollten, bereits enthielt. Dafür gibt es verschiedene Gründe: Zum einen hatte Sertürner wohl der Verbreitung seiner Entdeckung selbst geschadet, indem er in wissenschaftlicher Lauterkeit in einer Anmerkung am Ende seiner Arbeit schrieb: „Schon war diese Arbeit geschlossen, als ich in Erfahrung brachte, daß Herr Desrosne [!] schon früher einen krystallisirbaren Körper im Opium gefunden hätte, da mir aber grade das 1ste St[ück] des 12[te]n B[an]d[e]s fehlte, so verschafte ich mir dieses; nun sahe ich freylich, daß die Entdeckung dieses Körpers Desrosnen gebührt, hin und wieder bemerkte ich aber manches, wovon dieser Scheidekünstler keine Erwähnung thut, und daß derselbe oft von einem ganz andern Gesichtspunkte ausgeht, und wieder manches, worin ich ihm nachstehe."[88]

Der erwähnte Aufsatz stammt nicht von Charles Derosne (1780–1846), wie gelegentlich behauptet wurde,[89] sondern von dessen Bruder, dem Apotheker Jean-François Derosne (1774–1855), der mitteilte,[90] dass „die Eigenschaften des Opiums ebenfalls größtentheils von der darin befindlichen salzigen Substanz herkommen."[91] Neben der These von Christian Friedrich Bucholz, dass Wirkstoffe Säuren sein sollten, vertrat Derosne somit eine zweite, wonach diese Salze wären. Nur Sertürner gelang es jedoch, nachzuweisen, dass der Wirkstoff im Opium ähnliche Eigenschaften wie Alkalien besäße. Mit seinem Hinweis auf Derosnes Arbeit nahm er seiner Entdeckung aber ihre durchschlagende Originalität.

Der Prioritätsstreit um die Morphin-Entdeckung sollte noch viele Jahre dauern. Louis-Nicolas Vauquelin (1763–1829) behauptete 1820 in Gilberts Annalen, dass diese dem Franzosen Armand Séguin (1765–1835) gebührt, der ähnlich wie Derosne 1804 zwar einen kristallinen Stoff hergestellt hatte, ohne allerdings dessen basischen Charakter zu erkennen. 1831 wurde Sertürner jedoch für seine Erkenntnis der alkalischen Natur des Morphins vom Institut de France der Montyon-Preis zuerkannt (Abb. 1.10).[92]

Der Prioritätsstreit um die Entdeckung des Morphins konnte 1957 von H. Häussermann und H.-J. Schecker endgültig geklärt werden, die Sertürners Vorschrift zur Isolierung des Morphins – allerdings die aus der Publikation von 1817 – nacharbeiteten und eine papierchromatografische Untersuchung anschlossen. Die Autoren stellten fest,

[88] Ebenda, S. 92.

[89] Schmitz, R. (1983), S. 1351.

[90] Friedrich, C./Müller-Jahncke, W.-D. (2005), S. 458.

[91] Derosne, [J.-F.] (1804), S. 223–253, hier S. 250.

[92] Krömeke, F. (1925), S. 19.

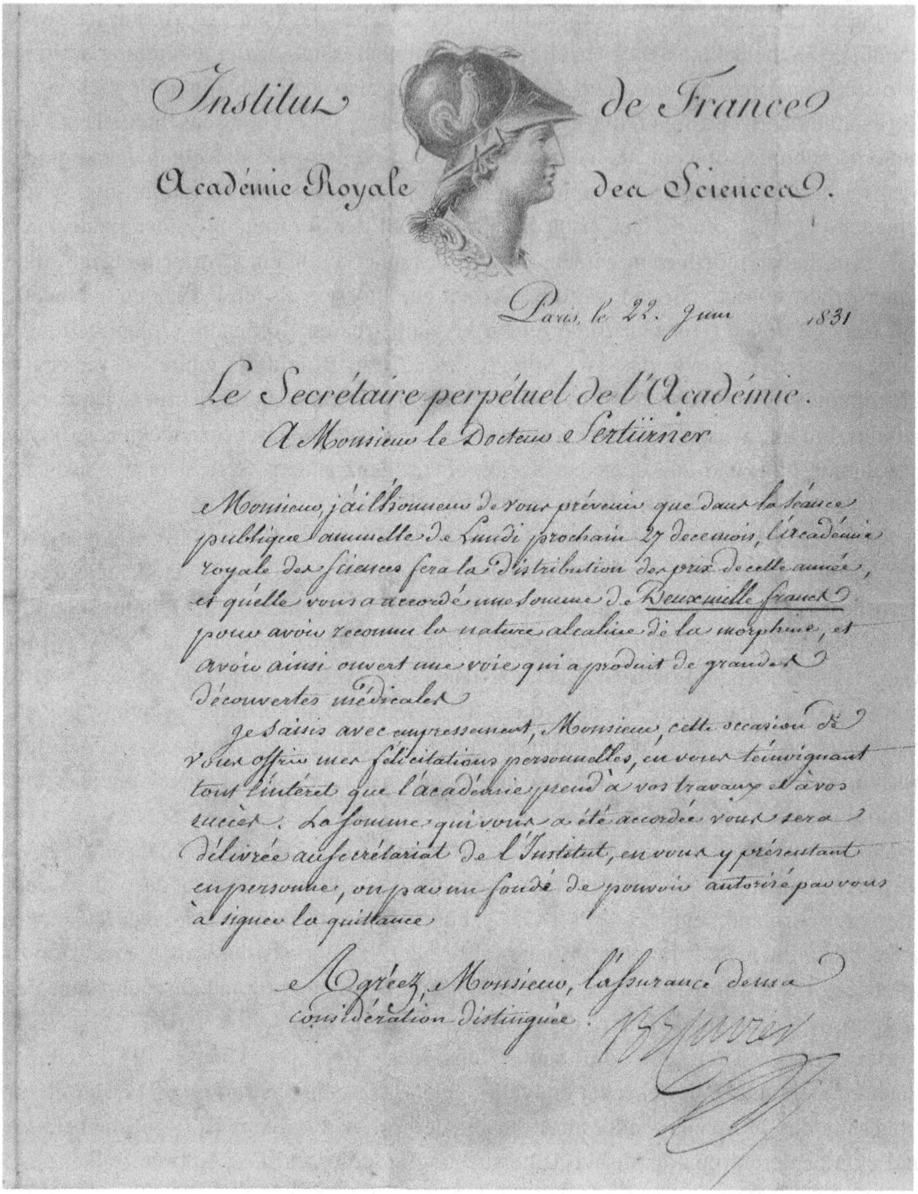

Institut de France
Académie Royale des Sciences.

Paris, le 22. Juin 1831

Le Secrétaire perpétuel de l'Académie.
A Monsieur le Docteur Sertürner

Monsieur, j'ai l'honneur de vous prévenir que dans la séance publique annuelle de Lundi prochain 27 de ce mois, l'Académie royale des sciences fera la distribution des prix de cette année, et qu'elle vous a accordé une somme de Deux mille francs pour avoir reconnu la nature alcaline de la morphine, et avoir ainsi ouvert une voie qui a produit de grandes découvertes médicales.

Je saisis avec empressement, Monsieur, cette occasion de vous offrir mes félicitations personnelles, en vous témoignant tout l'intérêt que l'académie prend à vos travaux et à vos succès. La somme qui vous a été accordée vous sera délivrée au secrétariat de l'Institut, en vous y présentant en personne, ou par un fondé de pouvoir autorisé par vous à signer la quittance.

Agréez, Monsieur, l'assurance de ma considération distinguée.

Cuvier

Abb. 1.10 Brief des Institut de France Académie Royale des Sciences an Friedrich Wilhelm Adam Sertürner, Paris, 22. Juni 1831. (26,5×20,3 cm), betr. Zuerkennung eines Preises und Zuwendung von 2000 Frc. „Pour avoir […] la nature alcaline de la morphine", gez. (Georges) Cuvier. (Deutsche Apotheken Museum-Stiftung, Heidelberg)

dass das „isolierte Endprodukt [...] sich innerhalb der Nachweisgrenzen dieses Verfahrens als reines Morphin“[93] erwies.

Damals hatte aber auch Trommsdorffs Anmerkung, der Verfasser möge seine Versuche „mit etwas großen Mengen“[94] wiederholen, dazu beigetragen, dass die 1805 publizierten Ergebnisse eines in der wissenschaftlichen Welt noch völlig unbekannten Apothekergehilfen eher mit Skepsis betrachtet wurden. Trommsdorff ist gelegentlich dafür gerügt worden, dass er die Bedeutung von Sertürners Entdeckung nicht erkannt habe. Aber zum einen hatte er ja Sertürners Ergebnisse in seiner Zeitschrift publiziert und damit ihrer Bedeutung Rechnung getragen. Zum anderen spricht es aber wohl eher für das Verantwortungsgefühl eines Zeitschriftenherausgebers, dass er den Ergebnissen eines jungen Forschers, die den damaligen Lehrmeinungen widersprachen, eine gewisse Skepsis entgegenbrachte. Trommsdorff forderte deshalb nicht unbegründet: „daß dieser Gegenstand noch weiter untersucht werden möchte“.[95]

Sertürner hat sich von der Skepsis Trommsdorffs allerdings nicht beirren lassen, sondern seine Opium-Untersuchungen fortgesetzt. Er pflegte auch in späteren Jahren einen freundschaftlichen Kontakt mit dem Erfurter Apotheker und Professor Trommsdorff, wie der erhalten gebliebene Briefwechsel zeigt (Abb. 1.11).[96]

Seine berühmte „Morphium-Arbeit“ erschien 1817 allerdings nicht mehr in dessen Journal, sondern in Gilberts Annalen der Physik, einer Zeitschrift, die eine größere internationale Verbreitung besaß.

1.3.4 Die Morphin-Arbeiten und ihre Wirkung

1811 war aber zunächst von Sertürner noch ein Aufsatz in Trommsdorffs „Journal der Pharmacie“ mit dem Titel „Ueber das Opium und dessen krystallisirbare Substanz“ erschienen, in dem er sich mit den „Nachuntersuchern“ seiner Opiumversuche auseinandersetzte.[97] Wie er einleitend betont, hatten verschiedene Wissenschaftler seine „krystallisirbare Substanz“ für unwirksam befunden und auch Trommsdorff schrieb in einer Fußnote, dass seine Erfahrungen „nicht für die Wirksamkeit dieses Stoffes“ sprechen würden.[98] Sertürner erklärte die abweichenden Resultate damit, dass „dieser sonderbare Körper in Wasser absolut unauflöslich ist“ und deshalb auch „der Wirkung des Magens widersteht“.[99] Er empfahl stattdessen, den Stoff in Alkohol oder Säuren

---

[93] Häussermann, H./Schecker, H.-J. (1957), S. 515.

[94] Sertürner, F. W. (1805d), S. 93.

[95] Ebenda, S. 93.

[96] Bettin, H./Friedrich, C./Götz, W. (2006), S. 252–257.

[97] Sertürner, F. W. (1811), S. 99–103.

[98] Ebenda, S. 99; vgl. Krömeke, F. (1925), S. 11.

[99] Sertürner, F. W. (1811), S. 100.

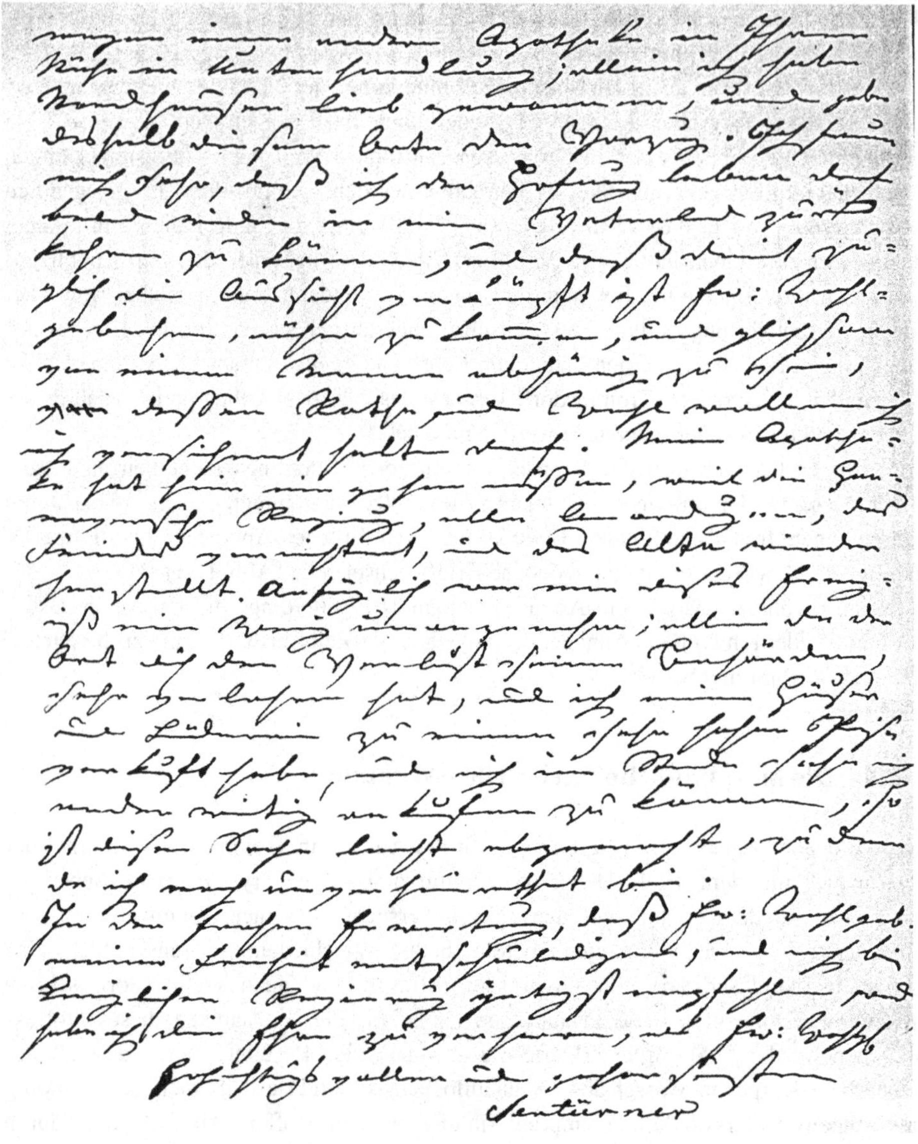

Abb. 1.11 Brief Sertürners an Johann Bartholomäus Trommsdorffs vom 27. April 1818. (Handschriftenabteilung der Staatsbibliothek zu Berlin Preußischer Kulturbesitz)

aufzulösen, und bemerkt weiter: „Das wäßrige Opiumextract verdankt, meinem Urtheile nach, den größten Theil seiner Wirkung diesem in einer eigenthümlichen Säure gelösten Körper, welchen man durch Alkalien daraus abscheiden kann, wodurch es aufhört, sich wirksam zu bezeigen."[100] Wenn sich, so fährt er fort, der Wirkstoff des Opiums in den harzigen Teilen befände, dürfte der wässrige Auszug gar keine Wirkung besitzen. Allerdings schlussfolgert er, dass sich zwei Drittel dieses Stoffes „aus Mangel an Säure – Opiumsäure – im Wasser nicht auflösen können", weshalb der wässrige Auszug eine geringere Wirkung als der alkoholische zeigte.[101]

Aus wirtschaftlichen Gründen empfahl Sertürner anstelle des Opiums den aus dem „wäßrigen Mohnextracte bereiteten Alkoholauszug" zu verwenden.[102] Zum Schluss verweist Sertürner mit einem Blick auf die Wissenschaftsgeschichte auf große Forscher wie [Friedrich Albrecht Carl] Gren (1760–1798), [Carl Wilhelm] Scheele (1742–1786) und [Antoine Laurent] Lavoisier (1743–1794), aber auch auf weitere deutsche Apotheker, wie [Christian Friedrich] Bucholz (1770–1818), [Adolph Ferdinand] Gehlen (1775–1815), [Karl Gottfried] Hagen (1749–1829), Sigismund Friedrich Hermbstaedt, [Johann Friedrich] Göttling (1753–1809), [Martin Heinrich] Klaproth (1743–1817), [Valentin] Rose d. J. (1762–1807), Johann Bartholomäus Trommsdorff und [Johann Friedrich] Westrumb (1751–1819), und betont: „Durch ihre Kenntniß erhielten die Künste und Wissenschaften ein neues Leben, und mit ihnen begann eine neue Epoche."[103]

1817 erschien dann Sertürners berühmte Morphium-Arbeit nunmehr, wie schon erwähnt, in Gilberts „Annalen der Physik". In der Einleitung dieses Aufsatzes erwähnt Sertürner die 14 Jahre zuvor von Derosne vorgenommene Analyse des Opiums, deren Resultate sich aber von seinen deutlich unterschieden. Selbstkritisch betont er: „Meine Abhandlung insbesondere hat man nur wenig berücksichtigt; sie war flüchtig geschrieben, die Mengen, mit denen ich gearbeitet hatte, waren nur klein, und Einige wollten mehrere meiner Versuche nicht mit glücklichem Erfolge wiederholt haben."[104] Im Folgenden wies er nach, dass Derosnes Verfahren und dessen Beobachtungen falsch waren und dass dieser den eigentlich „wirksame[n] Bestandtheil des Opiums" nicht kannte. Im Mittelpunkt von Sertürners Arbeit steht, wie er betont, die Entdeckung einer neuen alkalischen, „salzfähigen Grundlage", dem Morphium.[105] Er beschreibt minutiös dessen Isolierung, bei der er trockenes Opium mit destilliertem Wasser heiß digerierte, bis dieses nicht mehr gefärbt war, dann eindampfte, mit Wasser verdünnte und heiß mit Ammoniak übersättigte. Dabei fiel ein „kristallinischer Körper" aus, der die wirksame Substanz des Opiums, das schlafmachende Prinzip, das er jetzt Morphium nannte, darstellte.[106] Um Spuren anhaftender Extraktivstoffe oder der Mekonsäure zu beseitigen,

[100] Ebenda, S. 100.

[101] Ebenda, S. 101.

[102] Ebenda, S. 102.

[103] Ebenda, S. 102 f.

[104] Sertürner, F. W. (1817a), S. 56.

[105] Ebenda, S. 62.

[106] Krömeke, F. (1925), S. 64 f.

kristallisierte Sertürner mehrmals in Alkohol um und erhielt so reine Morphiumkristalle. Er beschreibt diesen alkalischen Stoff folgendermaßen: „Es ist farblos. In siedendem Wasser löst es sich nur in geringer Menge auf, in Alkohol und Aether aber leicht, besonders in der Wärme; diese Auflösungen schmecken sehr bitter und es krystallisirt aus ihnen in der genannten Form.“[107]

Im Folgenden schildert er die Reaktion der Morphiumlösung auf verschiedene Farbpigmente und erwähnt das Lackmuspapier, das durch Morphium blau wird. Zudem beschreibt er eine Reihe Salze, die Morphium bildet, wie essigsaures Morphium (Morphiumacetat), schwefelsaures Morphium (Morphium sulphuricum), salzsaures Morphium (Morphium muriaticum), salpetersaures Morphium (Morphium nitricum) und weinsteinsaures Morphium (Morphium tartaricum).[108] Er prüft ferner die Wirkung dieser Salze an sich selbst und bemerkt nach Einnahme der in Wasser leicht löslichen Salze einen Schmerz im Kopfe.[109]

Schließlich ordnet er Morphium den Alkalien zu und bemerkt: „In der Reihe der salzfähigen Grundlagen würde das Morphium gleich nach dem Ammoniak zu stehen kommen, indem es von diesem überall aus seinen Verbindungen getrennt wird. Es schließt gleichsam die Reihe der Alkalien, und unterscheidet sich von den mächtigeren Alkalien, dem Kali, Natron und Ammoniak blos durch seine geringere Mächtigkeit.“[110] Obwohl er die Bestandteile des Morphiums aus Zeitmangel nicht näher bestimmt, nennt er doch Sauerstoff, Kohlenstoff, Wasserstoff und Stickstoff als Bestandteile des Morphiums.[111]

Im zweiten Teil seiner Veröffentlichung untersucht Sertürner die Wirkung des Morphiums auf den menschlichen Körper. Nach Tierversuchen sowie Selbstversuchen überredete er „einige andere Personen“, Morphium einzunehmen, „weil Versuche mit Thieren zu keinem richtigen Resultat führen.“ Dabei zeigte sich, wie er schreibt, eine „fürchterliche Wirkung“, die er eingehend schilderte, um „möglichen Unglücksfällen vorzubeugen“.[112] Im Einzelnen berichtet er, dass er drei jungen Männern, „von denen keiner über 17 Jahre alt war“, ein halbes Gran, also 30 mg, in einer halben Drachme (ca. 1,9 g Alkohol) aufgelöst, mit einigen Unzen (eine Unze = 30 g) destilliertem Wasser verdünnt eingab. Nach einer halben Stunde verabreichte er sich und den drei jungen Männern nochmals 30 mg Morphium, wobei er nun eine stärkere Wirkung, insbesondere eine „vorübergehende Neigung zum Erbrechen und ein[en] dumpfe[n] Schmerz im Kopfe mit Betäubung“, registrierte. Dennoch verabreichte er nochmals nach einer Viertelstunde weitere 30 mg Morphium als grobes Pulver, unaufgelöst mit 10

107 Ebenda, S. 66.

108 Ebenda, S. 66.

109 Ebenda, S. 67.

110 Ebenda, S. 67.

111 Ebenda, S. 68.

112 Ebenda, S. 68.

Tropfen Alkohol und einer halben Unze (= 15 g) Wasser. Er berichtet über die drastische Wirkung: „Der Erfolg war bei den drei jungen Männern schnell und im höchsten Grade entschieden. Er zeigte sich durch Schmerz in der Magengegend; Ermattung und starke an Ohnmacht gränzende Betäubung. Auch ich hatte dasselbe Schicksal; liegend gerieth ich in einen traumartigen Zustand, und empfand in den Extremitäten, besonders den Armen, ein geringes Zucken, das gleichsam die Pulsschläge begleitete. Diese merklichen Symptome einer wirklichen Vergiftung, besonders der hinfällige Zustand der drei jungen Männer flößte mir eine solche Besorgniß ein, daß ich halb bewußtlos […] starken Essig zu mir nahm, und auch die übrigen dies thun ließ."[113]

Glücklicherweise erkannte Sertürner die „Symptome einer wirklichen Vergiftung" und den hinfälligen Zustand der drei Männer, sodass er halb bewusstlos sechs bis acht Unzen (360–480 g) starken Essig zu sich nahm und diesen auch den jungen Männern einflößte und damit heftiges Erbrechen auslöste. Auch hier schildert er genau seine Beobachtung: „Hiernach erfolgte ein so heftiges Erbrechen, daß einige Stunden darauf einer von äußerst zarter Constitution, dessen Magen bereits ganz ausgeleert war, sich fortdauernd in einem höchst schmerzhaften, sehr bedenklichen Würgen befand. […] Die Nacht ging unter starkem Schlaf vorüber. Gegen Morgen stellte sich zwar das Erbrechen wieder ein, es hörte aber nach einer starken Portion Magnesia sogleich auf. Mangel an Leibesöffnung und Eßlust, Betäubung, Schmerzen in dem Kopfe und Leibe verloren sich erst nach einigen Tagen."[114]

Am Ende seiner „klinischen Prüfungen" stellte er fest, dass Morphium schon in kleinen Gaben ein heftiges Gift ist, und bemerkte weiter: „Ich rathe daher beim Gebrauche des Morphiums die hieraus hervorgehenden Regeln zu berücksichtigen und mit den Morphiumsalzen ebenso vorsichtig zu seyn und besonders nicht zu wenig Wasser als Verdünnungsmittel nehmen zu lassen."[115]

Gleichzeitig teilt Sertürner mit, dass „keiner der übrigen Bestandtheile des Opiums Wirkungen wie diese hier beschriebenen besitzt", sodass er daraus ableitet, dass die medizinische Wirkung des Opiums auf der des Morphiums beruht. Zugleich vermutete er, dass man von den verschiedenen Morphiumsalzen mit Wahrscheinlichkeit unterschiedliche Heilwirkungen erwarten dürfe.[116]

Im dritten Teil der Arbeit widmet sich Sertürner sodann der Mekon- oder Opiumsäure und im vierten Teil den übrigen, im Wasser „auflöslichen Bestandtheilen". Es folgt ein fünfter Teil, in dem er die Resultate, die die Behandlung des Opiums mit kaltem Wasser brachte, vorstellt. Als wichtigstes Ergebnis teilt Sertürner im Kapitel „Resultate" mit: „Das rohe Opium, so wie es im Handel vorkommt, besteht außer den fremden Beimischungen und einigen, hier zwar nicht berücksichtigten, aber in meiner

---

[113] Ebenda, S. 69.

[114] Ebenda, S. 69.

[115] Ebenda. S. 69 f.

[116] Ebenda, S. 70.

frühern Untersuchung erwähnten Substanzen, aus *säuerlichem opiumsaurem Morphium,* welches durch Behandlung mit kaltem Wasser in *basisches* schwerauflösliches und in *saures* leicht auflösliches opiumsaures Morphium zerfällt, und sich in diesem auflöst; vorausgesetzt, daß das Röthen des Lackmuspapiers nicht von einer andern beigemischten Pflanzensäure herrührt.“[117]

Ein Nachtrag und ein letztes Kapitel mit weiteren Resultaten komplettieren diesen Aufsatz. Im Nachtrag beschreibt Sertürner ein zweckmäßiges Verfahren, um „das neue Pflanzen-Alkali und die damit verbundene Opiumsäure ohne Mühe darzustellen“.[118] Hierbei verrieb er gepulvertes Opium mit konzentrierter Essigsäure und etwas destilliertem Wasser. Nach Zugabe von „ätzendem Ammoniak“, also konzentriertem Ammoniak, entstand ein Niederschlag, der mit Alkohol gereinigt wurde. Mit geradezu prophetischer Weitsicht bemerkt Sertürner, dass „Morphium und seine Salze das Opium höchst wahrscheinlich bald verdrängen werden.“[119]

Noch im Korrekturbogen ergänzt er, dass Morphium „in stark abgestumpften, einfachen und doppelt zusammengesetzten *Pyramiden,* deren Grundfläche bald ein gleichseitiges, bald ein längliches rechtwinkliges Viereck ist, oft auch in *Prismen* mit trapezförmiger Basis“ auskristallisiert. Zugleich erwähnt er im Unterschied dazu seine Beobachtungen zu Derosnes Opiumsalz, das in „Prismen mit rhomboidaler Grundfläche, welche sich büschelförmig, unter Winkeln von 50–65° neigen“, auskristallisiert. Abschließend bemerkt Sertürner: „Ich möchte nicht gern, daß in meinen Arbeiten eine, wenn auch nur kleine Unrichtigkeit gefunden würde; überhaupt werden sie künftig bemerken, daß, obgleich ich nicht oft Waage und Gewicht in der Hand hatte, meine Beobachtungen doch wahr und treu sind.“[120] (Abb. 1.12).

Noch im gleichen Jahr erschien in den „Annalen der Physik“ ein weiterer Aufsatz von Sertürner unter der Überschrift „Ueber eins der fürchterlichsten Gifte der Pflanzenwelt, als ein Nachtrag zu seiner Abhandlung über die Mekonsäure und das Morphium; mit Bemerkungen, den aciden Extractivstoff des Opiums und seine Verbindungen betreffend.“[121] In dieser Arbeit stellt Sertürner das Morphium und die Mekonsäure gewissermaßen als Antipoden dar und bemerkt: „Das Morphium steigert nämlich die Lebensthätigkeit, und erregt in geringen Dosen ein angenehmes Gefühl und Schlaf; die Mekonsäure wirkt dagegen fast in jeder Menge als ein Gift, welches unstreitig zu den größesten Feinden des thierischen Lebens gehört.“[122]

Er berichtet in der Publikation über eine zufällige Einnahme von mekonsaurem Natron (Natriummekonat), nach der er „kurz darauf von einem Gefühl befallen [wurde],

---

[117] Ebenda, S. 76 f.

[118] Ebenda, S. 78.

[119] Ebenda, S. 78.

[120] Ebenda, S. 80 f.

[121] Sertürner, F. W. (1817c).

[122] Sertürner, F. W. (1817c), S. 184 f.

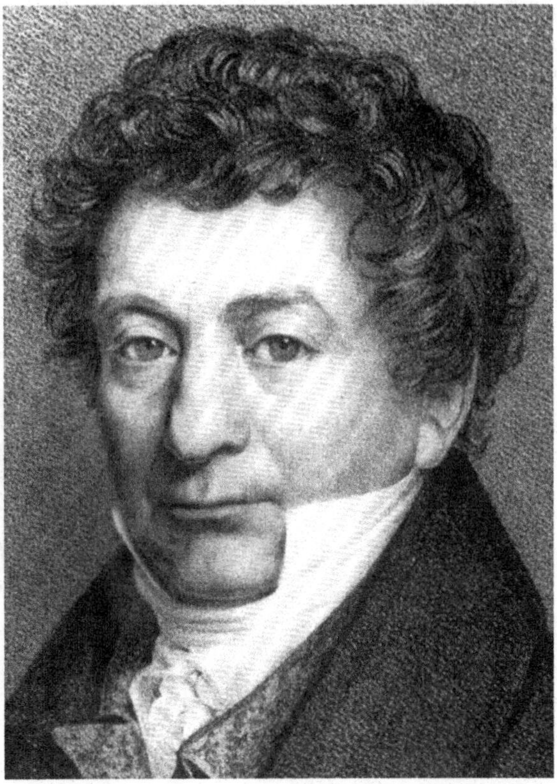

Abb. 1.12 Porträtauszug von Friedrich Wilhelm Sertürner. (Aus: Zekert, Otto: Deutsche Apotheker. Eine historische Betrachtung über den deutschen Apotheker in Wissenschaft und Kunst. Berlin/Wien 1942, S. 49)

welches wohl den letzten Augenblicken eines Erhängten wenig nachgehen möchte." Als Gegenmittel verwendete er Salpetersäure und nach kurzer Zeit kehrte sein Wohlbefinden wieder zurück. Er prüfte die Mekonsäure auch an einem „zarten Hündchen", das sich nach der Einnahme bald in einem lebensbedrohlichen Zustande befand. Gleichzeitig berichtete er auch über die schmerzlindernde Wirkung des Morphiums, das bei heftigem Zahnweh und Krämpfen im Unterschied zu Opium augenblicklich Hilfe leistete. Erneut betonte Sertürner, dass Morphium das basische Prinzip aus dem Pflanzenreich und zugleich ein starkes Gift sei.[123]

1.4 Rezeption und Bedeutung der Arbeiten Sertürners

Sertürners Versuche wurden von anderen deutschen Forschern, so von dem Münchener Chemiker Heinrich August Vogel (1778–1867), Konservator des chemischen Laboratoriums der Akademie der Wissenschaften und ab 1826 Ordinarius der Chemie

[123] Ebenda, S. 197.

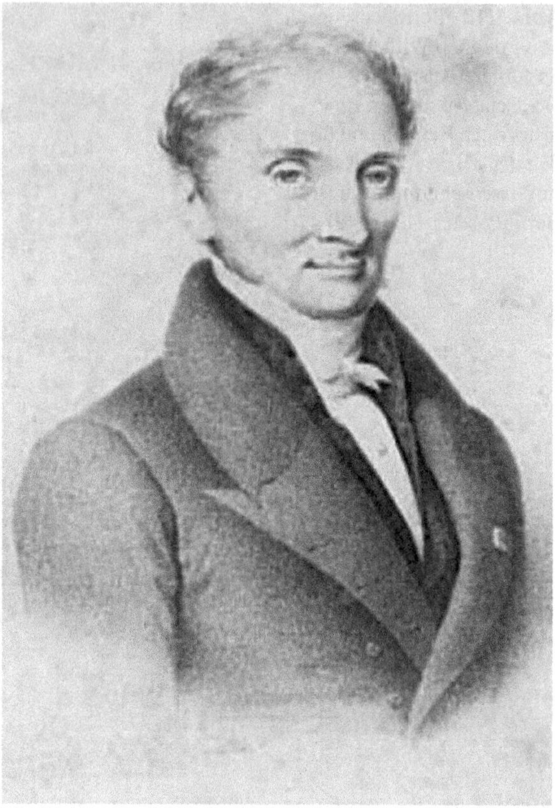

Abb. 1.13 Porträt des Apothekers Pierre-Jean Robiquet. (© The History Collection/Alamy/Alamy Stock Photos/mauritius images)

an der Münchner Universität, überprüft und für richtig befunden.[124] Auch die beiden Apotheker Christian Friedrich Bucholz (1770–1818) in Erfurt und Rudolph Brandes (1795–1842) in Salzuflen bestätigten 1818 Sertürners Versuche zur Entdeckung des Morphins.[125] Anerkennung kam aber vor allem aus Paris, damals die heimliche Hauptstadt der Chemie, da die „Annalen der Pharmacie" in Frankreich wesentlich verbreiteter waren als Trommsdorffs „Journal der Pharmacie". Hier war es der bedeutende Pariser Chemiker Joseph-Louis Gay-Lussac (1778–1850), der die Arbeit mit Interesse gelesen hatte und seinen Schüler Pierre-Jean Robiquet (1780–1840) beauftragte, Sertürners Analysen nachzuarbeiten (Abb. 1.13).

Den Anstoß dafür, dass Sertürners Aufsatz von 1817 in Frankreich bekannt wurde, hatte wohl der junge Apotheker Heinrich Rose (1795–1864), Spross einer berühmten Berliner Apothekerfamilie und späterer Chemie-Professor in Berlin, der zu dieser Zeit in Gay-Lussacs Labor arbeitete – heute würde man wohl von „Post-Doc" sprechen –,

[124] Vogel, A. (1817), S. 190–198.

[125] Bucholz, C. F./Brandes, R. (1818), S. 1–37.

gegeben. Eine Übersetzung des Aufsatzes erschien in der von Gay-Lussac herausgegebenen Zeitschrift „Annales de Chimie et de Physique“. Gay-Lussac hob darin die Bedeutung dieser Untersuchung besonders hervor: *„Die Entdeckung einer alkalischen Basis, welche aus Kohlenstoff, Wasserstoff, Sauerstoff und Stickstoff besteht und sehr ausgezeichnet die neutralisierenden Eigenschaften besitzt, scheint mir von der höchsten Wichtigkeit zu sein, und ich habe daher geeilt meinen Lesern von ihr Kenntnis zu geben. […] Ich nehme keinen Anstand zu behaupten, daß durch die Entdeckung des Morphiums uns ein neues Feld eröffnet wird, und, daß wir nun bald genaue Begriffe von den Giften des Pflanzenreiches und des Tierreiches erlangen werden. Die mehrsten dieser Substanzen zeichnen sich aus durch eine stickstoffartige Natur und durch alkalische Eigenschaften, und sie werden hinfüro eine eigene Gattung ausmachen.“*[126] Der große französische Chemiker Gay-Lussac umriss damit bereits ein Programm zur Entdeckung weiterer Alkaloide und für Forschungen auf dem Gebiet der Alkaloidchemie.

Es war daher kein Zufall, dass schon bald weitere Pflanzenbasen, zunächst von französischen Apothekern, entdeckt wurden. Gerade in Frankreich gab es besonders gute Voraussetzungen für solche Forschungsarbeiten, besaß doch die Pflanzenchemie hier eine besondere Tradition.[127] Pierre-Jean Robiquet, den Gay-Lussac beauftragt hatte, Sertürners Untersuchungen nachzuarbeiten, fand bei seinen Analysen ein weiteres Opium-Alkaloid, das Narkotin. Zugleich erkannte er vorbehaltlos Sertürners Verdienste an, eine Meinung, die indes nicht von allen französischen Forschern geteilt wurde. Robiquet erwarb eine Apotheke in Paris und eröffnete später auch eine erste Fabrik zur Herstellung von Alkaloiden. Seine akademische Laufbahn hatte als Hilfslehrer für Chemie an der École Polytechnique begonnen. 1812 übernahm er eine Professur für Materia medica (Pharmazeutische Warenkunde) in Paris.[128]

Tab. 1.1 listet wichtige Alkaloidentdeckungen durch französische Apotheker auf.

Neben Robiquet waren die französischen Apotheker Joseph Pelletier (1788–1842) und Joseph Bienaimé Caventou (1795–1877) besonders erfolgreiche Alkaloidentdecker.[129] Auch wenn die französischen Forscher Sertürners Publikation von 1817 nicht ausdrücklich erwähnen, lassen ihre Arbeiten eine Anlehnung an dessen Vorgehensweise erkennen.

Nach 1819 wurden auch außerhalb Frankreichs Alkaloide entdeckt, insbesondere von deutschen Apothekern. 1818 berichtete der Hallenser Apotheker Friedrich Wilhelm Meissner (1792–1853) im „Journal für Chemie und Physik“ über die Isolierung des Veratrins. Darin schreibt er: „Ueberhaupt scheint es mir auch angemessen, die bis jetzt bekannten alkalischen Pflanzenstoffe nicht mit dem Namen Alkalien, sondern Alkaloide

[126] Trommsdorff, H. (1941), S. 133–244, hier 166.

[127] Friedrich, C./Müller-Jahncke, W.-D. (2005), S. 460 f.; Schneider, W. (1972), S. 244 f.

[128] Warolin, C. (1999), S. 97–110.

[129] Guareschi, I. (1896), S. 4–6. Diese französischen Apotheker knüpften an die Pflanzenchemie, die in Frankreich eine weit zurückreichende Tradition besitzt, an (vgl. S. 14 f.).

Tab. 1.1 Entdeckung weiterer Alkaloide durch französische Apotheker

Entdeckungsjahr	Alkaloid	Entdecker
1817	Narkotin	Pierre-Jean Robiquet (1780–1840)
	Emetin	Joseph Pelletier (1788–1842)
1818	Strychnin	Pelletier u. Joseph Bienaimé Caventou (1795–1877)[130]
1819	Brucin	Pelletier u. Caventou
1820	Chinin	Pelletier u. Caventou
	Cinchonin	Pelletier u. Caventou
1821	Koffein	Pelletier u. Caventou
1832	Codein	Robiquet
1832	Thebain	Pelletier

Tab. 1.2 Entdeckung weiterer Alkaloide durch deutsche Apotheker

Entdeckungsjahr	Alkaloid	Entdecker
1819	Veratrin	Carl Friedrich Wilhelm Meissner (1792–1853)
	Koffein	Friedlieb Ferdinand Runge (1794–1867)
1831	Atropin	Heinrich Friedrich Georg Mein (1799–1864)
1833	Colchicin Hyoscyamin Aconitin	Philipp Lorenz Geiger (1785–1836) und Ludwig Hesse (um 1810/15–nach 1862)
1839	Chelidonin	Johann Maximilian Alexander Probst (1812–1842)
1840	Lobelin	Hugo Reinsch (1808–1884)

zu belegen".[131] Der Begriff Alkaloid, der also auf Meissner zurückgeht, begann sich nach 1820 durchzusetzen.[132] Tab. 1.2 fasst wichtige Alkaloidentdeckungen deutscher Apotheker zusammen.

Unter den im ersten Drittel des 19. Jahrhunderts entdeckten Alkaloiden finden sich einige, die noch heute als Arzneistoffe dienen. Der Eingang in die Therapie erfolgte jedoch erst verzögert. Wie man bald feststellte, handelte es sich bei den Alkaloiden um Stoffe, die bereits in geringen Mengen, d. h. im Milligrammbereich, in einer bisher nicht gekannten Intensität ihre Wirkung entfalteten, sodass die Angst vor einer Überdosierung und damit Schädigung des Patienten bei vielen Medizinern groß war.[133]

[130] Lafont, O. (2020), S. 433–440.

[131] Meissner, W. (1818), S. 380 f.

[132] Friedrich, C./Domarus, C. von (1998), S. 67–73.

[133] Müller-Jahncke, W.-D./Friedrich, C./Meyer, U. (2005), S. 69–71.

Nachdem der französische Mediziner und Forscher François Magendie (1783–1855) eine systematische pharmakologische Forschung der Alkaloide initiiert hatte, fanden diese mehr und mehr, zunächst in Frankreich, Einsatz in der Therapie. In Deutschland gab es nicht zuletzt auch aufgrund nationaler Ressentiments gegenüber den Untersuchungen französischer Mediziner allerdings noch eine größere Skepsis.[134] So schreiben etwa Louis Posner (1815–1868) und Carl Eduard Simon in ihrem „Handbuch der speziellen Arzneimittel-Verordnungslehre" von 1855: „Es dürfte mithin auch die Ankündigung von der antiphlogistischen Bedeutung des Veratrins in die Reihe der Phantasiebilder zu setzen sein, mit welcher die französischen Aerzte neuerer Zeit [...] die Geschichte der modernen Medizin zu illustrieren suchen".[135]

Das 1820 isolierte Chinin war dasjenige Alkaloid, das besonders schnell, auch in Deutschland, Eingang in die Therapie gegen Fieber und Malaria fand. Die Herstellung von Chinin in aus Apotheken hervorgegangenen Fabriken markiert zugleich den Beginn der industriellen Pharmazie. Bemerkenswert ist, dass sich in Frankreich einige Alkaloidentdecker selbst als Großhersteller dieser Pflanzenbasen betätigten.[136] So eröffneten Robiquet und Pelletier bereits 1826 eine Chinin-Fabrik in Paris. Dies hatte den Vorteil, dass diese als erfahrene Forscher in der Lage waren, qualitativ hochwertige, d. h. chemisch reine Alkaloide, herzustellen. Wie man an den vielfältigen und z. T. unterschiedlichen Ergebnissen der frühen Forscher, die sich mit Opium beschäftigten, sehen kann, war es gar nicht so einfach, reines Morphin oder später nach 1820 auch reines Chinin herzustellen. Dazu bedurfte es entsprechenden experimentellen Geschicks, aber auch apparativer Voraussetzungen in Form eines gut ausgestatteten Laboratoriums. Die meisten Apotheker waren deshalb dankbar, dass sie die neuartigen, hochwirksamen Arzneistoffe, bei denen eine wichtige Voraussetzung für die erwünschte Wirkung deren Qualität war, von professionellen Herstellern erwerben konnten. Zudem erwies sich die Isolierung unter Apothekenbedingungen als unökonomisch, da aufwendig und teuer.[137]

In Deutschland entstanden erste pharmazeutische Fabriken, z. T. aus Apotheken-Laboratorien, in denen Alkaloide hergestellt wurden. Als einer der ersten Hersteller von Alkaloiden gilt der Apotheker Friedrich Ludwig Koch (1786–1865) in Oppenheim, der hier Chinin herstellte, denn Malaria war damals auch am Rhein weit verbreitet. Aber auch die beiden, zu großen pharmazeutischen Firmen sich entwickelnden Fabrikationsbetriebe von Johann Daniel Riedel (1786–1843) in Berlin und von Heinrich Emanuel Merck (1794–1855) in Darmstadt hatten zunächst in Apotheken mit der Herstellung

[134] Friedich, C./Müller-Jahncke, W.-D. (2005), S. 459–462.

[135] Posner, L./Simon, C. E. (1855), S. 428.

[136] Götz, U. J. (2014), S. 69–81.

[137] Huhle-Kreutzer, G. (1989), S. 78–84; Friedrich, C./Müller-Jahncke, W.-D. (2005), S. 985 f.

von Alkaloiden begonnen. Die Alkaloidentdeckung wirkte somit als Katalysator für die Industrialisierung in der Pharmazie.[138]

In seiner 1827 erschienenen kleinen Schrift „Pharmazeutisch-chemisches Novitäten-Cabinett" bot Heinrich Emanuel Merck bereits 16 Alkaloide und Alkaloidsalze an. Bereits 1826 hatte er im „Magazin für Pharmacie" betont, dass er „seit mehreren Jahren […] Morphium aus dem orientalischen Opium, teils zum eigenen Gebrauch, teils zum Verkauf an Materialisten" herstellte.[139] Merck gilt zu Recht als einer der ältesten deutschen Alkaloidfabrikanten. Großen Anklang fanden seine Produkte wegen ihrer hervorragenden Qualität, die Société de Pharmacie in Paris verlieh der Firma Merck bereits 1830 die goldene „Medal d'Encouragement".[140]

1.5 Auswirkung auf die weitere Arzneimittelforschung

Die Entdeckung des Morphins besaß einen herausragenden Einfluss auf die pharmazeutische Forschung im 19. Jahrhundert in Deutschland und bewirkte eine Veränderung der Arzneimitteltherapie. Die Isolierung des ersten Alkaloids durch Sertürner und seine anschließend durchgeführten pharmakologischen Versuche lieferten den praktischen Beweis dafür, dass es möglich ist, aus Arzneidrogen Arzneistoffe, in diesem Fall hochwirksame Pflanzenbasen, zu isolieren. Diese Stoffe erlaubten eine genaue Dosierung und damit eine erfolgreichere Therapie als die bis dahin verwendeten Arzneidrogen, die einen durch verschiedene äußere Faktoren schwankenden Wirkstoffgehalt besaßen.

Sertürner begründete mit seiner Entdeckung zugleich ein neues pharmazeutisches Forschungsgebiet, die Alkaloidchemie. Mit der Entdeckung weiterer Pflanzenbasen und der Möglichkeit, diese zunächst in Manufaktur- und dann auch im Fabrikmaßstab herzustellen, war die Erforschung der Alkaloide jedoch keinesfalls beendet. Vielmehr begann nun erst der häufig sehr mühevolle Weg zur Aufklärung der chemischen Struktur dieser neuen Pflanzenbasen. Hierzu leisteten insbesondere Hochschullehrer wie der „Vater der Pharmazeutischen Chemie", Ernst Schmidt (1845–1921) in Marburg, einen besonderen Beitrag.[141] Den ersten Schritt bildete, gestützt auf die von Justus von Liebig (1803–1873) entwickelte Elementaranalyse, die Aufstellung der Summenformel der Alkaloide.[142] Als noch wesentlich schwieriger erwies sich dann aber die Aufklärung der

---

[138] Friedrich, C. (2005), S. 106–112, hier S. 111; Huhle-Kreutzer, G. (1989), S. 117–140 und S. 172–183.

[139] Merck, E. (1826), S. 147; vgl. auch Burhop, C./Kißener, M./Schäfer, H., Scholtyseck, J. (2018), S. 103.

[140] Burhop, C./Kißener, M./Schäfer, H./Scholtyseck, J. (2018), S. 103.

[141] Friedrich, C./Melzer, G. (1988), S. 642-647.

[142] Schneider, W. (1972), S. 246 f.

Strukturformel dieser z. T. komplizierten organischen Moleküle, wofür die Aufstellung der Benzolformel durch August Kekulé von Stradonitz (1829–1896) und weitere Fortschritte in der Organischen Chemie wichtige Voraussetzungen darstellten.

Zur Bestätigung der Strukturformel wurden Synthesen der Alkaloide herangezogen. Die erste, die des Coniins, gelang 1886 in Kiel dem Chemiker Albert Ladenburg (1842–1911). Der Göttinger Universitätsapotheker Ernst Friedrich Jahns (1844–1897) synthetisierte die Alkaloide Arecolin und Arecaidin. In der Folgezeit konnten weitere Alkaloidsynthesen entwickelt werden, wie die des Ephedrins in Marburg durch Ernst Schmidt und dessen Schüler August Eberhard (1887–1960).[143] Allerdings gab es auch Alkaloide, wie beispielsweise das Morphium, deren Struktur so kompliziert ist, dass die Synthese erst spät glückte und sich zudem als wenig praktikabel erweisen sollte.[144]

Nachdem die Struktur der ersten Alkaloide aufgeklärt worden war, bemühten sich Wissenschaftler, diese so zu verändern, dass sie zu noch wirksameren Stoffen oder solchen mit geringeren Nebenwirkungen gelangten. Dies geschah durch Einführen oder Entfernen von Substituenten am Wirkstoffmolekül. 1874 setzte der englische Chemiker Charles Romley Alder Wright (1844–1894) Morphin mit Essigsäure um und erhielt so Diacetylmorphin. Der bei Bayer angestellte Pharmakologe Heinrich Dreser (1860–1924) untersuchte eingehend die Wirkung dieses neuen Stoffes. 1898 brachte die Firma Bayer Diacetylmorphin unter dem Namen Heroin als Hustensedativum in den Handel (Abb. 1.14).

Erich Harnack (1852–1915) wies aber bereits um die Jahrhundertwende nach, dass Heroin noch in viel stärkerem Maße suchterregend ist als Morphin. Während weitere halbsynthetische Morphinderivate keine wesentlichen Vorteile brachten, konnten 1839 mit dem Pethidin und 1945 mit Methadon wertvolle Arzneistoffe entwickelt werden, die beide strukturelle Ähnlichkeiten mit Morphin aufweisen.[145]

Als Leitsubstanz für die Arzneimittelsynthese erwies sich insbesondere das Chinin. Bemerkenswert ist, dass man hier sogar von falschen Strukturvorstellungen zu neuen Arzneistoffen gelangte. Ausgehend von der falschen Annahme, dass Chinin als Grundbaustein einen Chinolinring enthält, synthetisierte Zdenko Hans Skraup (1850–1910) 1880 Chinolin, das wegen seiner antipyretischen und antiseptischen Wirkung kurzzeitig als Arzneimittel Anwendung fand. Otto Fischer (1852–1932) fand bei der Synthese von Oxychinolinen eine bitter schmeckende Verbindung, von der er annahm, dass sie dem Chinin verwandt sei. Sie wurde unter der Bezeichnung Kairin in den Arzneischatz eingeführt. Auch das von Ludwig Knorr (1859–1921) 1883 synthetisierte Antipyrin hielt man zunächst für ein Chinolinderivat, bis man feststellte, dass es sich um ein Pyrazolon handelte.[146]

143 Friedrich, C./Melzer, G. (1988), S. 644.

144 Schneider, W. (1972), S. 265–268.

145 Schneider, W. (1972), S. 268–270; Schneider, W. (1954); Schneider, W. (1964).

146 Schneider, W. (1972), S. 283 f.; Friedrich, C./Müller-Jahncke, W.-D. (2005), S. 475–479.

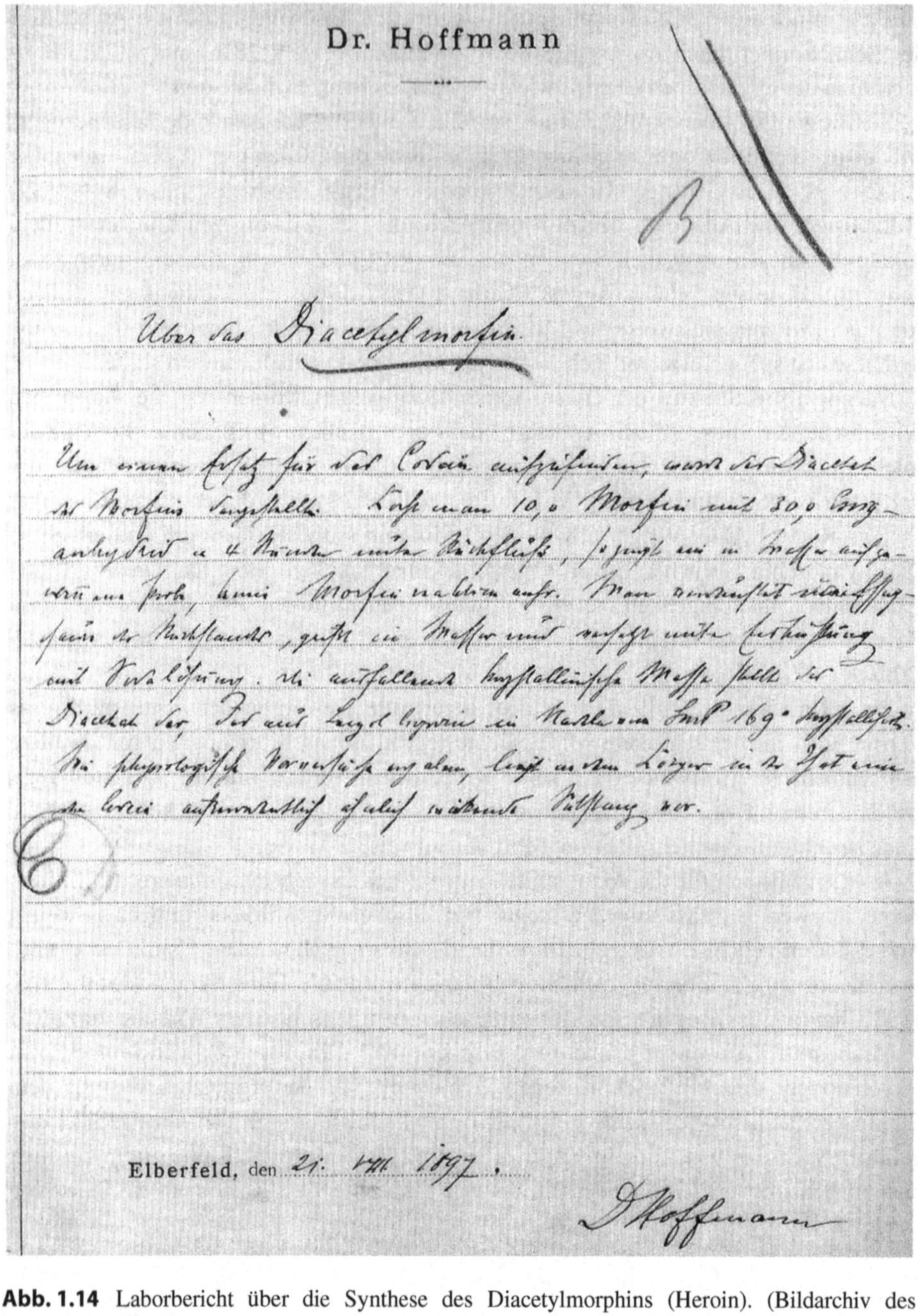

Abb. 1.14 Laborbericht über die Synthese des Diacetylmorphins (Heroin). (Bildarchiv des Instituts für Geschichte der Pharmazie und Medizin Marburg)

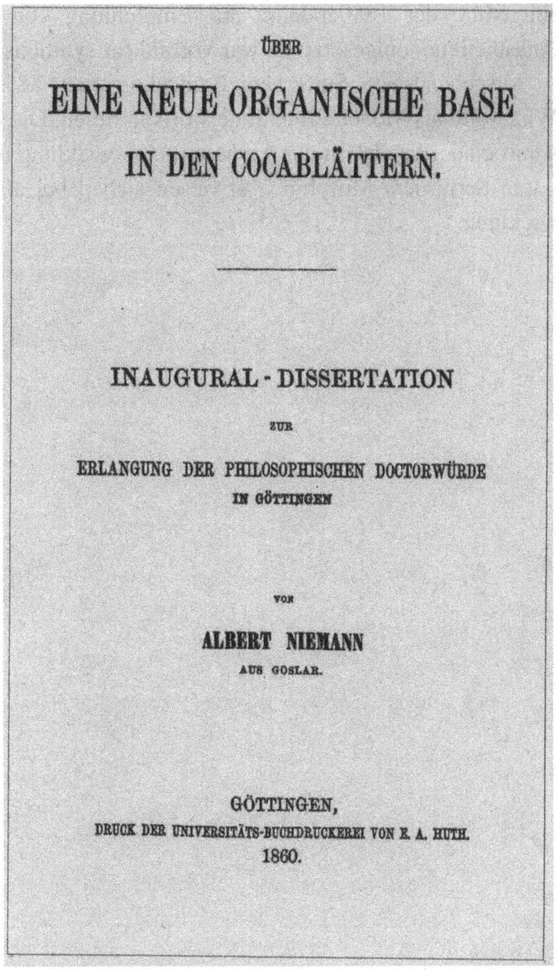

ÜBER

EINE NEUE ORGANISCHE BASE

IN DEN COCABLÄTTERN.

INAUGURAL - DISSERTATION

ZUR

ERLANGUNG DER PHILOSOPHISCHEN DOCTORWÜRDE

IN GÖTTINGEN

VON

ALBERT NIEMANN

AUS GOSLAR.

GÖTTINGEN,

DRUCK DER UNIVERSITÄTS-BUCHDRUCKEREI VON E. A. HUTH.

1860.

Abb. 1.15 Titelblatt der Dissertation von Apotheker Albert Niemann, in der dieser die Entdeckung des Kokains bekannt macht. (Universitätsarchiv Göttingen)

Vom Chinin ausgehend gelangte man auch zu Farbstoffen und von diesen zu Chemotherapeutika, wie dem von Paul Ehrlich (1854–1915) entwickelten Salvarsan und dem von Gerhard Domagk (1895–1964) eingeführten ersten Sulfonamid.[147] Aber auch für Antimalariamittel wie Plasmochin diente Chinin als Modell.[148]

Kokain, erst 1860 von dem Apotheker Albert Niemann (1834–1861), einem Doktoranden von Friedrich Wöhler (1800–1882), isoliert (Abb. 1.15),[149] wurde

[147] Mutschler, E./Friedrich, C. (2020), S. 29–37 und S. 117–122; Friedrich, C. (2004).

[148] Götz, U. J. (2014), S. 70–115.

[149] Friedrich (2011), S. 216–218.

seit Mitte der 1880er-Jahre auf Empfehlung von Sigmund Freud (1856–1939) als Anästhetikum eingesetzt. Es war Vorbild für synthetische Lokalanästhetika.

Ausgehend von Sertürners Entdeckung des Morphins dienten weitere pflanzliche Wirkstoffe als Modelle für Arzneistoffsynthesen. Die Entdeckung des Morphins bewirkte somit eine „Wende" in der Arzneimittelentwicklung und -therapie. Die Alkaloide – allen voran Sertürners Morphin – erwiesen sich dabei als Leitsubstanzen der Wirkstoffentwicklung.

2 Textauswahl

Text 1: Auszüge aus Briefen an den Herausgeber. Säure im Opium. Vom Herrn Friedrich Wilhelm [Adam] Sertürner. In: Trommsdorffs Journal der Pharmacie 13/1 (1805), S. 234–235.

Auf der Suche nach dem „principium somniferum", dem Wirkstoff, aus dem an der Wende vom 18. zum 19. Jahrhundert vornehmlich als Schlafmittel angewendeten Opium, isolierte Friedrich Wilhelm Sertürner 1804/05 eine Säure, die später als Mekonsäure bezeichnet wurde.

Text 2: Ein anderes Schreiben von Ebendemselben. In: Trommsdorffs Journal der Pharmacie 13/1 (1805), S. 236–243.

Sertürner beschreibt in diesem Brief seine zahlreichen chemischen Untersuchungen der Säure, die er für das Wirkprinzip des Opiums hielt.

Text 3: Auszüge aus Briefen an den Herausgeber. Vom Herrn [Friedrich Wilhelm [Adam] Sertürner in Paderborn. In: Trommsdorffs Journal der Pharmacie 13/2 (1805), S. 349 f.

In diesem Beitrag teilt Sertürner seine ergänzenden Beobachtungen zur Mohnsäure (Mekonsäure) mit.

Text 4: Darstellung der reinen Mohnsäure (Opiumsäure) nebst einer chemischen Untersuchung des Opiums mit vorzüglicher Hinsicht auf einen darin neu entdeckten Stoff und die dahin gehörigen Bemerkungen. In: Trommsdorffs Journal der Pharmacie 14/1 (1806), S. 47–93.

Schon bald zeigten pharmakologische Tierversuche aber, dass die Mekonsäure keine schlaffördernde Wirkung besitzt. Sertürner suchte daher weiter nach dem wirksamen Prinzip des Opiums. Er beschreibt seine 57 Versuche, dank derer er schließlich einen Stoff fand, der in Tierversuchen eine schlafbringende Wirkung zeigte und der basische Eigenschaften besaß.

C. Friedrich, *Friedrich Wilhelm Sertürner,* Klassische Texte der Wissenschaft,
https://doi.org/10.1007/978-3-662-65562-7_2

Text 5: Ueber das Opium und dessen krystallisirbare Substanz. In: Trommsdorffs Journal der Pharmacie 20/1 (1811), S. 99–103.

In dieser Arbeit werden noch weitere Ergebnisse zur Untersuchung des Opiums mitgeteilt, wobei Sertürner auch auf die Ergebnisse des französischen Apothekers Jean-François Derosne (1774–1855) eingeht.

Text 6: Ueber das Morphium, eine neue salzfähige Grundlage, und die Mekonsäure als Hauptbestandtheile des Opiums. In: Annalen der Physik 55 (1817), S. 56–89.: https://onlinelibrary.wiley.com/doi/10.1002/andp.18170550104. (Copyright Wiley-VCH GmbH. Reproduced with permission.)

Bei dieser Pflanzenbase handelte es sich um das erste entdeckte Alkaloid, dass Sertürner 1817 Morphium, nach Morpheus, dem Gott des Traumes oder Schlafes, nannte.

Säure im Opium.

jedem Gebrauche keine alten, sondern frische Runkelrüben verwende, weil der Salpeter beym öftern Genusse schädliche Folgen nach sich ziehen kann. Der Herr Apotheker Volk behandelte die Runkelrüben mit ätzendem Kali, und erhielt viel Salpeter; ich glaube, daß dieser schon in den Runkelrüben präexistirte, und keineswegs, wie dieser glaubt, ein Produkt seiner Arbeit war, welches obige Versuche zu bestätigen scheinen *).

III. Säure im Opium.

Daß Herr Apotheker Bucholz die Gegenwart der Schwefel- und Salzsäure im Opium beweist, auch eine Pflanzensäure darin vermuthet, welche aber sämmtlich an Basen, theils Kali, theils Kalkerde, gebunden seyn sollen, ist mir aus ihrem so schätzbaren Journale bekannt. Dieser Chemiker erwähnt aber keiner freyen Säure, welche doch im Opium nicht zu verkennen ist, denn das Röthen der Lakmustinktur, sowohl durch geistige als wässerichte Auszüge, kann hier als Beweis gelten, auch läßt sich diese Säure durch Kalien abstumpfen. So blieben den Versuchen des Hrn. B. zu Folge folgende Erscheinungen unerklärbar.

1) Man

*) Man vergleiche damit meine vor einigen Jahren gemachte Beobachtung, B. VIII, St. 1, S. 22.

T.

1) Man vermische den mit Weingeist verdünnten eisenhaltigen Schwefeläther mit einfacher Opiumtinktur, es wird augenblicklich ein kastanienfarbiger Niederschlag erscheinen: so verhält sich auch eine Auflösung des salzsauren Eisens. 2) Man gieße zur Opiumtinktur frisches Kalkwasser, so wird sich ein weißer Niederschlag erzeugen; es ist wahrscheinlich, daß diese Säure zum Theil an eine Grundlage gebunden ist.

Ich beobachtete diese saure Eigenschaft des Opiums an zwey Sorten *); sollte sie wohl allem Opium eigen seyn? Ew. Wohlgeboren werden sich hiervon zu überzeugen suchen. Ob es eine eigene oder schon bekannte Säure ist, kann ich nicht bestimmen, denn Geschäfte hinderten mich, diese Versuche weiter fortzusetzen. Dieser Gegenstand verdient gewiß Aufmerksamkeit, weil das Opium eine so große Rolle unter den Arzeneymitteln spielt.

*) Man vergleiche damit die neuere Untersuchung des Bürgers Desrohne im Journ. d. Pharm. B. XII, St. 1, S. 223 ff. T.

Ein anderes Schreiben von Ebendemselben.

Ein anderes Schreiben von Ebendemselben.

I. Nachtrag zur Charakteristik der Säure im Opium.

Schon in meinem vorigen Briefe erwähnte ich das Daseyn einer Säure im Opium, aber zu unbestimmt, um richtige Resultate hieraus ziehen zu können; vielleicht geben folgende Versuche, obschon sie nicht ganz ausführlich und zu Zeiten nur flüchtig aufgestellt sind, mehrere Auskunft. Mein erstes Bestreben ging dahin, jene Säure zu prüfen, in wie fern sie sich den schon bekannten Säuren näherte, oder ob es eine eigene noch unbekannte sey.

1) Diese Säure läßt sich aus dem Opium sowohl durch Wasser als Alkohol vorzüglich durchs Erwärmen ausziehen.

2) Ist

2) Ist sie bey der Temperatur des siedenden Wassers nicht flüchtig.

3) Durchs Feuer zerstörbar.

4) Färbt sie das Lakmuspapier roth, scheint aber auf den Veilchensaft nicht zu wirken.

5) Bildet sie mit dem Kali bräunliche, im Wasser und Alkohol schwer auflösliche, im Feuer zerstörbare Krystalle, deren Form ich auch mit bewaffneten Augen nicht bestimmen konnte.

6) Das opiumsaure Kali fließt erst in der Hitze, dann stößt es entzündliche Dämpfe aus und gekohltes Kali bleibt zurück; ein Beweis, daß die Opiumsäure wahrscheinlich aus Wasser- Kohlen- und Sauerstoff besteht.

7) Sie schlägt die im Wasser gelöste Kalkerde mit weißlicher Farbe nieder.

8) Schlägt sie viele Metalloxyde aus ihren Auflösungen mit verschiedenen Farben zu Boden.

9) Aeußert diese Säure eine starke Affinität sowohl zu dem vollkommenen als minder oxydirten Eisen; ersteres wird mit braunlicher, letzteres mit grauer Farbe aus seinen Auflösungen geschieden.

10) Sind

10) Sind die Niederschläge des opiumsauren Eisens für alle Säuren, außer der Hydrothionsäure, worüber ich noch im Zweifel bin, unzersetzbar.

11) Die Verwandtschaft der Opiumsäure zu dem Eisenoxyd ist so stark, daß sie dem blausauren Kali den Eisengehalt gänzlich entzieht, wovon man dieß zur Zeit nur schwer und doch nicht ganz befreyen konnte.

Um ein eisenfreyes blausaures Kali zu verfertigen, verfährt man auf folgende Art:

Man nehme ein so viel wie möglich wenig eisenhaltiges blausaures Kali (weil sonst zu viel Opiumsäure erfordert würde), löse es im destillirten Wasser auf, und gieße so lange Opiumtinktur hinzu, als die verdünnte Schwefelsäure noch eine blaue Farbe erzeugt, alsdann filtrire man diese Flüssigkeit; entdeckt man, daß noch Eisen gegenwärtig ist, so tröpfle man noch Opiumtinktur hinzu, und es wird ganz verschwinden, sodann rauche man diese Flüssigkeit langsam ab, während dieser Zeit scheidet sich opiumsaures Eisen mit harzigten Theilen verbunden ab. Daher filtrire man diese Auflösung ehe die Krystallisation ihren Anfang nimmt. Die erhaltenen Krystalle wer-

den

den so oft im Wasser aufgelöst und krystallisirt, bis sie ganz ohne Farbe erscheinen, doch wird dieses sehr erleichtert, wenn man einen geistigen Auszug des Opiums nimmt, um das blausaure Kali eisenfrey darzustellen, weil der wässerichte Auszug zu viel Extraktivstoff bey sich führt. Mit auf solche Art gereinigtem blausäurem Kali kann der geringste Eisengehalt entdeckt werden.

Aus diesem erhellet, wie unsichere Prüfungsmittel uns das gallus- und blausaure Kali gewähren, wenn Opiumsäure gegenwärtig ist. 2) Daß das Eisen zur Bildung des blausauren Kali nicht unumgänglich nothwendig ist, wie man glaubt. 3) Daß die geistige Opiumtinktur als Reagens zur Entdeckung des Eisens brauchbar ist.

Folgendes sind Beweise, daß die Opiumsäure eine stärkere Verwandtschaft zu dem Eisen besitzt als die Gallus- und Blausäure und der Gärbestoff.

Man verfertige eine äußerst schwache Auflösung des schwefelsauren Eisen, so daß dieses kaum durch den Geschmack bemerkt wird. Zu dieser gieße man so lange Opiumtinktur, als noch eine Trübung erfolgt, zu diesen tröpfle man Galläpfeltinktur oder blausaures Kali, es wird

240

wird nicht die geringste schwarze oder blaue Farbe bemerkt werden, zeigt sich noch eine Farbenveränderung, welches von dem noch unzerlegten schwefelsauren Eisen herrührt, so schütte man noch Opiumtinktur hinzu, und sie wird verschwinden.

Vorzüglich muß man bey diesen Versuchen berücksichtigen, daß die Opiumtinktur zu den Eisenoxyden immer im großen Verhältnisse steht, weil sich hier einer leicht täuschen kann, indem die Opiumsäure nur in geringer Menge vorhanden ist. Es wäre sehr zu wünschen, daß diese Versuche mit reiner Opiumsäure wiederholt würden, dieß wird aber wohl nicht eher geschehen können, bis man ein Mittel findet, diese in größerer Quantität zu verfertigen.

Sind dieß nicht die ausgezeichnetsten Charaktere, welche diese Säure besitzt, um sie von andern zu unterscheiden; ist es diesem zu Folge von mir zu viel gewagt, ihr den Namen Opiumsäure beyzulegen, und wahrscheinlich wird sie diesen Namen nicht lange beybehalten können, da es zu vermuthen ist, daß sie nicht allein dem Opium, sondern mehrern Pflanzen eigen seyn wird.

Ich bediente mich zu diesen Versuchen theils wässerichter, theils geistiger Auszüge

eines

eines sehr guten Opiums; auch lieferten mir mehrere Sorten Opium gleiche Resultate *).

II. Elastische Röhren.

Den Nutzen, welchen diese Röhren nicht allein dem praktischen Chemiker beym pnevmatisch-chemischen Apparate, sondern auch mehrern Technologen gewähren, ist bekannt, weil aber diese durch die Bereitung mit Schwefeläther zu kostspielig werden, und die übrigen Vorschläge, als: das Federharz in Terpentin- oder Steinöl aufzulösen, oder nach Grossart es in Riemen zu schneiden und die Modelle damit zu bewickeln, nicht ganz zweckmäßig sind, folglich ihre Anwendung gar sehr beschränkt wird, so dachte ich auf ein Mittel, diesem soviel als möglich abzuhelfen. In der Hofnung, meinen Zweck erreicht zu haben, theile ich dies den Freunden der Chemie mit.

Eine

*) Es ist noch zweifelhaft, ob diese Erscheinungen von einer besondern Säure herzuleiten sind, da die Opiumauszüge mehrere Bestandtheile enthalten, die hier influiren können. Aber diese Versuche verdienen eine sorgfältige Wiederholung und Erweiterung.

T.

Auszüge aus Briefen an den Herausgeber. Vom Herrn [Friedrich Wilhelm Adam] Sertürner in Paderborn.

Vom

Herrn Sertürner in Paderborn.

Zu meinen vorigen Bemerkungen über die Opiumsäure *) finde ich noch nöthig nachzutragen, daß sie aus der verdünnten Lackmustinktur, indem sie dieselbe röthet, den Färbestoff als ein röthliches Präcipitat niederschlägt. Andere Pflanzentinkturen, welche von den Säuren geröthet werden, verhalten sich eben so zur Opiumtinktur, vorzüglich der ausgepreßte Saft der Heidelbeere (Vaccinium myrtillus). Dieser wird nach einigen Tagen durch die Opiumtinktur ganz entfärbt. Dieses bemerkte ich zuerst zufälligerweise, als ein Arzt Opiumtinktur mit rothen Pflanzensäften verordnet hatte.

Auch

*) Journal der Pharmacie. 13 12n Bandes 1s Stück. S. 234. ff.

350

Auch in unserm deutschen Mohn (Papaver somniferum) findet sich die Opiumsäure, und wir werden sie daraus vielleicht noch auf eine vortheilhafte Art abscheiden lernen.

III.

Darstellung der reinen Mohnsäure (Opiumsäure) nebst einer chemischen Untersuchung des Opiums mit vorzüglicher Hinsicht auf einen darin neu entdeckten Stoff und die dahin gehörigen Bemerkungen.

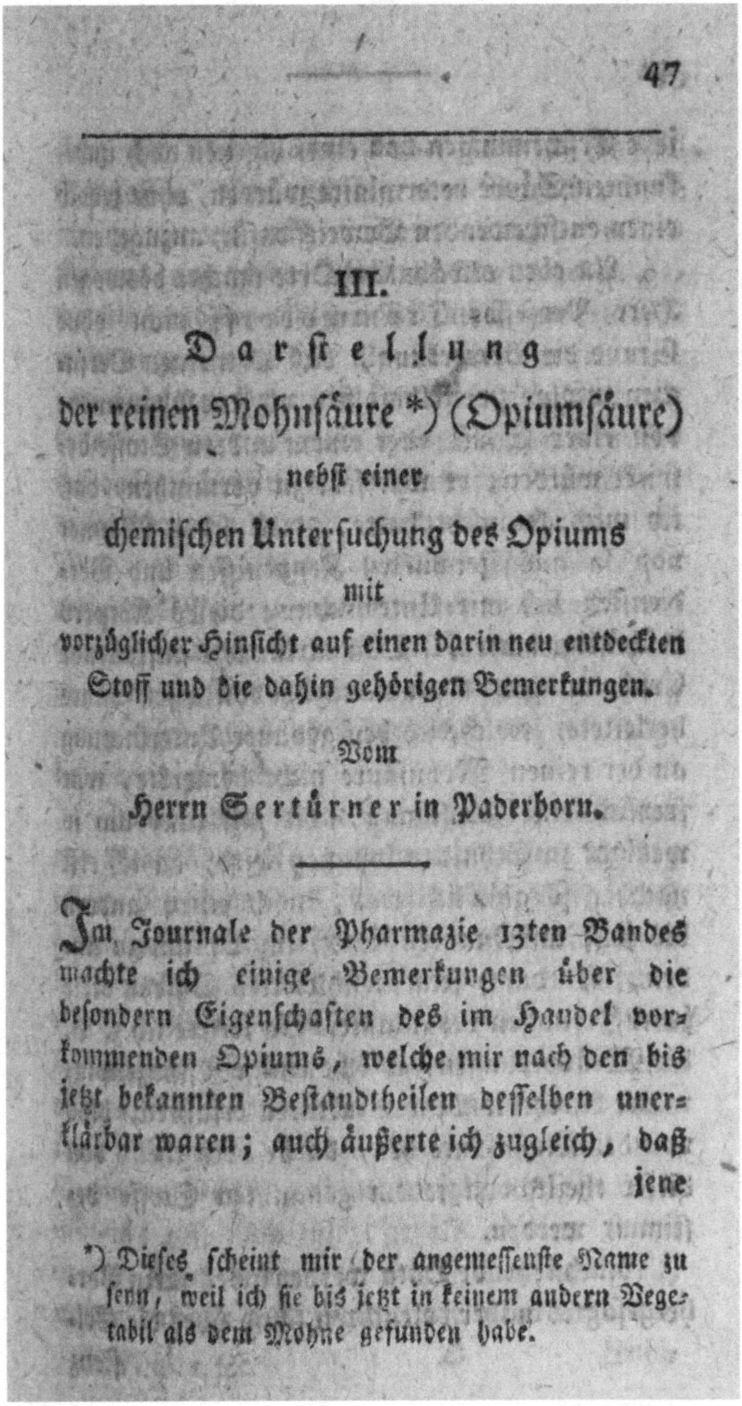

47

III.

Darstellung

der reinen Mohnsäure *) (Opiumsäure)

nebst einer

chemischen Untersuchung des Opiums

mit

vorzüglicher Hinsicht auf einen darin neu entdeckten Stoff und die dahin gehörigen Bemerkungen.

Vom

Herrn Sertürner in Paderborn.

Im Journale der Pharmazie 13ten Bandes machte ich einige Bemerkungen über die besondern Eigenschaften des im Handel vorkommenden Opiums, welche mir nach den bis jetzt bekannten Bestandtheilen desselben unerklärbar waren; auch äußerte ich zugleich, daß

jene

*) Dieses scheint mir der angemessenste Name zu seyn, weil ich sie bis jetzt in keinem andern Vegetabil als dem Mohne gefunden habe.

jene Erscheinungen von einer eigenen noch unbekannten Säure determinirt würden, ohne jedoch einen entscheidenden Beweis dafür anzugeben.

An eben erwähntem Orte machte deswegen Herr Professor Trommsdorff nicht ohne Grund die Bemerkung, daß es meinen Versuchen zufolge zweifelhaft sey, ob jene Phänomene von einer Säure oder einem andern Stoffe bewirkt würden; es war sehr zu vermuthen, daß ich mich getäuscht hatte, weil schon Männer von so ausgezeichneten Kenntnissen und Verdiensten sich mit Untersuchung dieses Körpers beschäftigt hatten. Daß ich manche auffallende Erscheinung der Opiumauszüge von dessen Säure herleitete, welche ich bey genauer Untersuchung an der reinen Mohnsäure nicht bemerkte, war freylich eine Täuschung, die mir aber um so weniger zu Schulden kommen wird, da ich erst nachher so glücklich war, noch einen andern bis jetzt unbekannten Stoff im Opium zu finden, der durch sein verschleiertes Daseyn viele jener Irrungen veranlaßte. So leitete ich z. B. die Veränderungen, welche einige Pflanzenpigmente durch die Opiumtinkturen erfahren, blos von der Mohnsäure her, da sie doch theils von dieser theils von jenem genannten Stoffe bestimmt werden.

Nachstehende Data werden indeß mein Vorhergesagtes näher beleuchten, und über die Existenz

stenz der Opiumsäure keinen fernern Zweifel übriglassen. Bey nachfolgenden Versuchen habe ich zu Zeiten auf einige Bestandtheile des Opiums nur einen Blick im Vorbeygehen geworfen, und bey einigen Versuchen gar kein Gewicht angegeben; hier glaube ich mich bey meinem geneigten Leser hinlänglich entschuldigen zu können, indem ich mein Hauptaugenmerk mehr auf das qualitative als quantitative Verhältniß dieser Körper richtete. Auch waren Mangel an Muse, und bey einigen, z. B. der Mohnsäure, die geringe Menge (womit ich operiren konnte) ein Grund, warum ich auch dieses oft mangelhaft umfassen mußte: da wo es unumgänglich nöthig war, wird man indeß beydes so viel wie möglich vereinigt finden.

Zwar hätten meine Versuche an Deutlichkeit und Realität vieles gewonnen, wenn ich bey jedem bestimmt das quantitative Verhältniß hätte berücksichtigen können, indeß wird man hierbey nicht gar viel verlieren, zumal in jeder Sorte Opium das Mischungsverhältniß einem beständigen Wechsel unterworfen ist. Denn nicht allein Standort und Klima sind Ursache jenes Wechsels, sondern auch das unachtsame Verfahren bey Gewinnung dieses wichtigen Heilmittels; und noch zuletzt geräth es nicht selten in die Hände merkantilischer Habsüchtigkeit, welche dasselbe zum Nachtheile vieler leidenden

Individuen mit solchen Substanzen zu versetzen wissen, die selbst dem geübtesten Auge unbemerkbar bleiben können.

Hoffentlich wird es dem Eifer unsrer Zeitgenossen, denen das Wohl ihrer Mitbürger am Herzen liegt, vielleicht gelingen, der Mohnpflanze (Papaver somniferum) durch eine zweckmäßige Cultur das in etwas zu ersetzen, was ihr ein ungünstiges Klima des nördlichen Europa versagt. Daß diese Pflanze in unserer nördlichen Zone der sorgfältigsten Cultur ungeachtet nie den Grad der Vollkommenheit, wie in Persien ihrem Vaterlande erreichen kann, wird jedem, der nur einen Blick auf die sie umgebenden Verhältnisse wirft, von selbst einleuchten. Aber auch bey diesem Mangel scheint es doch nicht außer den Gränzen der Möglichkeit zu liegen, durch sie das Opium der heißern Zone, wo nicht zu verdrängen, doch wenigstens entbehrlicher zu machen, wodurch dasselbe alsdann im Preise fallen, mithin auch der Verfälschung nicht so sehr ausgesezt seyn würde.

Ganz unten werde ich suchen darzuthun, wie durch ein anderweitiges Verfahren dieser Zweck zu erreichen sey.

Um alle Weitläuftigkeit zu vermeiden, kehre ich nach dieser kleinen Ausschweifung über die Gränzen meines Gebiets wieder zu meinem Gegenstande zurück und werde hier nur diejeni-

gen

gen Versuche aufzählen, welche einiges Interesse gewähren können. Um mir einen Leitfaden bey nachstehender Untersuchung zu verschaffen, behandelte ich zuerst 300 Gran Opium in der Kälte mit 8 Unzen destillirtem Wasser; diese wohl filtrirte braune Flüssigkeit wurde durch folgende Reagentien geprüft:

a) Das mit dem blauen Lakmuspigmente gefärbte Papier wurde merklich geröthet, hinterließ aber nach einiger Zeit einen fast ganz verbleichten blaßröthlichen Flecken.

b) Die Tinktur der Blumenblätter des blauen Veilchens (viola odorata) verlor gleich ihre blaue Farbe, ohne merklich geröthet zu werden.

c) Kurkumepapier, dessen ursprünglich gelbe Farbe durch eine schwache Kalilösung verändert war, wurde wieder gelb.

d) Papier, welches mit Rhabarbertinktur gefärbt war, ließ nicht die geringste Veränderung bemerken.

e) Eben so verhielt sich das mit Gilbwurzel und Fernambuck gefärbte Papier.

f) Aetzendes Kali bewirkte einen häufigen flokkichten Niederschlag, welcher sich durch ein Uebermaß von Kali nicht wieder auflöste.

g) Das mit Kohlensäure vollkommen gesättigte Kali verhielt sich eben so.

h) Natrum sowohl im reinen als kohlensauren Zustande eben so.

i) Ammoniak wie beym vorigen.

k) Reiner Baryt in destillirtem Wasser gelöst brachte augenblicklich einen grauen Niederschlag hervor, der sich aber in verdünnter Salpetersäure bis auf einen geringen Rückstand wieder auflöste.

l) Eine Lösung des salzsauren Baryts verhielt sich eben so.

m) Essigsaures Bley eben so.

n) Salpetersaures Silber erzeugte keine merkliche Veränderung.

o) Salpetersaures Quecksilber eben so.

p) Aetzender Kalk in destillirtem Wasser gelöst, bewirkte einen reichlichen grauen Präcipitat, welchen verdünnte Salpetersäure gänzlich wieder auflöste.

q) Eine Lösung des grünen schwefelsauren Eisens verursachte eine schmuzig braune Farbe, die aber durch Berührung der Atmosphäre nach einiger Zeit etwas dunkler wurde.

r) Das rothe schwefelsaure Eisen erzeugte gleich eine dunkel kastanienbraune Farbe.

s) Salzsaures Eisen sowohl im Minimum als Maximum der Oxydation äußerte gleiche Erscheinung — doch besaß die durch lezteres erzeugte Farbe mehr Lüstre. Säuren, selbst konzentrirte, z. B. Schwefel = Salz = Essigsäure

säure, zerstörten diese Farbe nicht, sondern erhöhten sie bis zum schönsten Roth; entgegengesezt verhielten sich alle Kalien.

t) Sauerkleesaures Kali erregte einen merklichen Niederschlag.

u) Einfaches salzsaures Zinn in destillirtem Wasser gelöst gab einen beträchtlichen Bodensatz.

v) Thierischer Leim im Wasser gelöst blieb ohne Veränderung auch beym Erhitzen der Mischung.

w) Schwefelsäure von 2,000 spezifischem Gewichte ließ außer einer braunen Farbe nichts auffallendes bemerken.

x) Himbeerensaft (von Rubus Idaeus) mit Wasser verdünnt, verlor durch eine hinreichende Quantität dieser Flüssigkeit zum Theile die ihm eigenthümliche rothe Farbe, und sezte nach einiger Zeit einen röthlichen Bodensatz an.

y) Die Tinktur der Heidelbeere (vaccinium myrtillus) äußerte dieselbe Wirkung noch deutlicher.

Aus diesem geht hervor:

Zufolge a, b, c scheint eine Säure im ungebundenen Zustande gegenwärtig zu seyn. Bey genauer Beobachtung bemerkte ich aber auch bey a, b, eine Art Zerstörung der Farbe. Vorhin

schrieb

schrieb ich diese Eigenschaft der Mohnsäure zu, wir werden aber gleich sehen, daß sie von einem andern Stoffe herrührt; d, e, zeigt die Abwesenheit freyer Kalien. Aus f, g, h, i, erhellt das Daseyn eines Körpers, welcher an irgend eine Säure gebunden ist. Nach k, l, m, schließe ich auf die Gegenwart der Schwefel- und Mohnsäure: denn die Niederschläge geben mit Eisenauflösung eine braune Farbe; zufolge n, o, p, ergibt sich keine Spur von Salzsäure oder Saurekleesäure. Bey q, r, s, verräth die braunrothe Farbe der Mischung dem Auge des Beobachters die Mohnsäure, t, deutet auf Kalk; u, v, beweist, daß kein Tannin vorhanden war; denn bey v hätte sich dies zeigen müssen; x, y, als die lezten zeigen ähnliche Eigenschaft wie a, b, ich halte sie mit jenen für synonym.

Nähere Untersuchung.

Erster Versuch.

Zwey Unzen = 960 Gran des besten trocknen Opiums wurden gröblich-zerstoßen, in einem kleinen Kolben mit 8 Unzen Wasser übergossen und 12 Stunden bey einer Temperatur von beynahe 70° Reaumur digerirt; nachdem das unaufgelöste zu Boden gesezt hatte,

wur-

wurde die überstehende sehr braun gefärbte Flüssigkeit abgegossen.

Zweyter Versuch.

Den Rückstand behandelte ich nochmals mit 8 Unzen Wasser wie zuvor, wobey lezteres noch ziemlich stark gefärbt wurde.

Dritter Versuch.

Voriger Rückstand wurde jetzt mit 8 Unzen Wasser eine geraume Zeit gekocht und auf einem Filtrum so lange mit Wasser abgespült, als an dem durchlaufenden Fluidum noch Farbe zu bemerken war; dieser Rest, woraus nun alles im Wasser aufzulösende geschieden, wog nach dem Trocknen (welches schwer hielt) 371 Gran, ich legte ihn mit A bezeichnet einstweilen zur Seite.

Vierter Versuch.

Bey obigen Versuchen erhaltene wässerichte Extraktionen wurden zusammengemischt; da diese Mischung sehr trübe war, stellte ich sie 24 Stunden an einen kühlen Ort, indeß behielt sie, ungeachtet sich ein bräunlicher Bodensatz abgesondert hatte, das trübe Ansehen bey, und konnte nur durch oft wiederholtes Filtriren durch ungeleimtes Druckpapier klar dargestellt werden;

da

da mir das Gewicht des Filtrums bekannt war, so fand ich das des Ueberbleibsels nach Abzug des Filtrums 13 Gran, welche zu dem Rest A im dritten Versuche gelegt wurden; folglich enthielt dieser Auszug 576 Theile des angewandten Opiums gelöst.

Weil ich schon vorhin in dieser Zeitschrift die Mohnsäure (Acidum papavricum) berührt habe, so werde ich auch hier zuerst wieder auf selbige zurückführen, und nebst der Bereitung einige ihrer Charaktermerkmale angeben.

Fünfter Versuch.

In dieser Hinsicht goß ich zu dem heißen wässerichten Opiumauszuge des vierten Versuches, um die allenfalls freye Säure zu sättigen, und den Körper, wie die Prüfung mit Reagentien zeigt, abzuscheiden, so lange ätzendes Ammoniak in kleinen Portionen, bis durch den Geruch ein Ueberschuß bemerkt wurde. Hierbey entstand ein häufiger grauer Niederschlag. Um diesen von dem Flüssigen zu trennen, brachte ich die ganze Mischung auf ein gewogenes Filtrum, süßte den rückständigen Präzipitat mit der erforderlichen Menge Wasser wohl aus, und trocknete ihn nachher bey gelinder Wärme, er wog 118 Gran und wurde mit B gezeichnet zuförderst hingelegt.

Sechs-

57

Sechster Versuch.

Die hierbey erhaltene Flüssigkeit roch merklich nach Ammoniak und sezte nach Verlauf einer Stunde einen pulverförmigen Körper ab *); beym ersten Anblick hielt ich diesen mit dem vorhin (Versuch 5) abgeschiedenen für analog, seine weißere Farbe und das größere specifische Gewicht verriethen aber, daß er andern Ursprungs sey. Von diesem Bodensatze wurde das Flüssige durch Dekantation getrennt, und in einer porcellainen Schale vermittelst des Wasserbades so lange erhitzt, bis ein darüber gehaltenes Glasstäbchen mit konzentrirter Essigsäure benetzt keine Wolken mehr hervorbrachte; sodann in ein Glasfläschchen gegossen, und zum Erkalten hingestellt. Durch diese Operation hatte sich die Flüssigkeit um die Hälfte ihres Volumens vermindert; während dem Erkalten sezte sie noch etwas von dem erwähnten weißen Pulver ab, welches zu dem obigen gelegt wurde.

Siebenter Versuch.

Vorige Flüssigkeit rauchte ich auf Art des sechsten Versuches bis zur Konsistenz eines dün-

nen

*) Bisweilen setzen sich an den Seiten des Gefäßes kleine braune Krystalle an, welche der abgeschiedenen Substanz im vorigen Versuche ganz ähnlich, und mit dieser nicht zu verwechseln sind.

nen Zuckersaftes ab; nach dem Erkalten bemerkte ich nur einen sehr geringen Antheil des gedachten weißen Präcipitats, aber nicht die geringste Spur einer Krystallisation, daher wurde alles zur Trockne abgeraucht, die Abrauchschale nebst dem darin befindlichen trocknen Extrakte wurde gewogen, nach Abzug der erstern ergab sich das Gewicht des leztern zu 402 Gran. Dieser Extrakt war dem in Officinen unter dem Namen extractum opii aquosum vorkommenden ziemlich ähnlich, nur wirkte er nicht so heftig auf die Geschmacksorgane, sondern schmeckte rein bitter, fast wie der eingedickte Auszug der Gentiana Centaurium. Enthielte nun die wässerichte Extraktion des vierten Versuches Mohnsäure, so mußte diese aller Wahrscheinlichkeit nach in dem trocknen Extrakte des vorigen Versuches als mohnsaures Ammoniak Ammonium Papavricum enthalten seyn.

Achter Versuch.

Daher wurden die 402 Gran Extrakt in Wasser gelöst, und eine Zeitlang hingestellt, wobey ganz unten auf dem Boden des Gefäßes dem Augenmaße nach 1 bis $1\frac{1}{2}$ Gran des weißen Körpers und über diesem etwas braune Materie gefunden wurde. Leztere hatte ganz den Charakter des

oxy-

oxydirten Extraktivstoffs, beyde wurden so gut wie möglich von einander getrennt, die übrige Flüssigkeit bot mir folgendes dar:

Neunter Versuch.

Aetzendes Kali hinzugemischt entband Ammoniak, denn darüber gehaltene Salzsäure bewirkte einen obschon schwachen Nebel.

Zehnter Versuch.

Salzsaures Eisen mit überschüssiger Säure brachte eine röthliche Farbe hervor. Diese beyden Versuche beweisen zwar die Gegenwart des Ammoniaks, und die wahrscheinlich an dasselbe gebundene Mohnsäure, aber nicht so auffallend, wie ich vermuthete, es schien also ein Verlust an mohnsaurem Ammoniak Statt zu finden, welcher vielleicht durch das Abrauchen oder durch eine andere Ursache hervorgebracht wurde, denn die Flüssigkeit war hier sehr konzentrirt, und mußte daher auch jene Erscheinungen in einem höhern Grade zeigen. Jetzt zog der weiße Bodensatz der Versuche 6, 7 und 8 meine Aufmerksamkeit zu sich hin. Obschon es nicht wohl zu vermuthen war, daß eine Pflanzensäure mit dem Ammoniak eine so schwer auflösliche Verbindung eingehen würde, so unternahm ich doch mit demselben folgende kleine Untersuchung.

Eilfter Versuch.

Dieser Bodensatz wurde gesammelt, mit kaltem destillirtem Wasser einigemal abgespült und zwischen weißem Fließpapier auf einem Stubenofen getrocknet. Unter dieser Zeit ging mir durch Zufall ein Theil verloren, so daß ich nur 10 Gran behielt, diese stellten zerrieben ein weißes weich anzufühlendes Pulver dar, das weder Geruch noch Geschmack besaß. Dieser Körper hatte folgende Eigenschaften:

Zwölfter Versuch.

1) Mit ätzender Kalilauge übergossen wurde viel Ammoniak entbunden, welches nicht allein durch die bekannten Prüfungsmittel, sondern auch durch den Geruch bemerkt wurde. 2) Eben so verhielt sich ätzender Baryt und Kalk. 3) Verdünnte Schwefelsäure löste ihn selbst in der Kälte gänzlich auf. 4) Essigsäure wirkte nicht merklich auf ihn. 5) In vielem Wasser löste er sich durchs Kochen bis auf einen geringen Rückstand auf; diese heiße Lösung veränderte weder das Lakmus- noch Gilbwurzelpapier. 6) In einem silbernen Löffel erhitzt stieß er einen weißen dicken Dampf aus, und verflüchtigte sich so bis auf einen sehr geringen Rück-d, welcher der Untersuchung nach aus Thon-

erde

erde und etwas weniger schwefelsaurem Kalk bestand.

Aus diesem ergibt sich nunmehr, daß dieser schwer aufzulösende Körper blos mohnsaures Ammoniak mit etwas Thonerde und Gips vermischt war.

Dreyzehnter Versuch.

Nun suchte ich die Mohnsäure aus ihrer Verbindung rein darzustellen; in dieser Absicht verschafte ich mir zuerst eine Portion mohnsaures Ammoniak, dieses wurde, um ihm die beygemischten Theile zu entziehn, so lange mit Wasser digerirt, bis die abfiltrirte Flüssigkeit auf Eisensolution nicht mehr reagirte, sodann sezte ich

Vierzehnter Versuch.

zu der heißen Auflösung essigsaures Bley, worauf gleich ein ziemlich häufiger Niederschlag erfolgte. Dies wurde zusammen auf ein Filtrum geschüttet. Die durchlaufende Flüssigkeit wurde weder von essigsaurem Bley noch von Eisenauflösung geändert. Ein Beweis, daß die Mohnsäure abgeschieden war.

Funfzehnter Versuch.

Das auf dem Filtrum befindliche mohnsaure Bley wurde mit destillirtem Wasser hinreichend

aus-

ausgesüßt, und tropfenweise mit diluirter Schwefelsäure behandelt. Die abtriefende Flüssigkeit war zuerst ohne Farbe, als ich aber fortfuhr, Schwefelsäure hinzuzutröpfeln, wurde sie schwachröthlich, schmeckte sauer, und verhielt sich jetzt gegen Reagentien wie folgt:

1) Lakmus und Veilchentinktur wurde stark geröthet.
2) Salzsaurer Baryt ließ nicht die geringste Veränderung bemerken.
3) Baryt in destillirtem Wasser gelöst, erzeugte gleich einen beträchtlichen Niederschlag, welcher aber in Salpetersäure vollkommen aufgelöst wurde.
4) Essigsaures Bley verhielt sich eben so, nur war der Bodensatz voluminöser.
5) Eisenauflösung wurde dunkelroth gefärbt.
6) Mit kohlensaurem Ammoniak brauste sie auf und ließ kurz nachher ein weißes Pulver (mohnsaures Ammoniak) fallen. Aus diesem erhellet, daß diese flüssige Mohnsäure keine Schwefelsäure enthält.

Sechszehnter Versuch.

Ich rauchte die noch übrige Flüssigkeit (Mohnsäure) wechselsweise ab, und ließ sie jedesmal wieder erkalten; ich erhielt hierdurch zwar keine Krystalle, zulezt blieb aber ein körniniges Wesen zurück, welches vermuthlich krystallisirte Mohnsäure war, die geringe Menge erlaubte es mir aber nicht, fernere Versuche damit anstellen zu können. — Auch läßt sich kürzer nach folgenden Versuchen die Mohnsäure bereiten.

Siebenzehnter Versuch.

Ein Theil Opium wurde mit einer Mischung aus $3\frac{1}{2}$ Theil Wasser und eben so viel Alkohol stark digerirt und nachdem sich das gröbere abgesezt hatte, filtrirt.

Achtzehnter Versuch.

Eine Portion dieser Tinktur wurde mit Wasser verdünnt und so lange essigsaures Bley hinzugemischt, als noch ein Niederschlag erfolgte. Dieser (mohnsaure Bley) wurde mit heißem Wasser gut ausgesüßt und durch verdünnte Schwefelsäure zersetzt, die erhaltene Mohnsäure war braun und enthielt Schwefelsäure, ich reinigte sie nach der unten beschriebenen Methode.

Neunzehnter Versuch.

Zu einer Quantität der oben bey Versuch 17 gemachten Extraktion goß ich so oft starke

Ba-

Barytauflösung (ätzenden Baryt in kochendem Wasser gelöst) bis kein Bodensatz mehr zu bemerken war. Dieser wurde, um ihm die noch anklebenden extraktartigen Theile zu entziehn, mit wässerichtem Weingeist digerirt, sodann durch Schwefelsäure zersezt. Die Säure, welche ich hierdurch bekam, war bey weitem nicht so braun wie die vorige.

Zwanzigster Versuch.

Einige Unzen derselben Flüssigkeit (17. Versuchs) vermischte ich, ohne sie vorher zu verdünnen, mit essigsaurem Baryt; den erzeugten Niederschlag (mohnsauren Baryt) behandelte ich wie zuvor.

Diese durch die drey vorhergehenden Versuche gewonnene Mohnsäure kann man nicht als rein betrachten, denn sie ist immer mehr oder weniger von beygemischtem Extraktivstoffe gefärbt, und enthält, wenn man nicht genau zu Werke gegangen ist, Schwefelsäure; um sie nun zu reinigen, wird erfordert, daß man die saure Flüssigkeit entweder mit Kali, Ammoniak oder Baryt sättigt, wo alsdenn die entstandenen mohnsauren Salze vermöge ihrer schweren Auflösbarkeit in der Flüssigkeit, wenn selbige nicht verdünnt ist, als ein weißliches Pulver n fallen; diese werden gesammelt und

mit

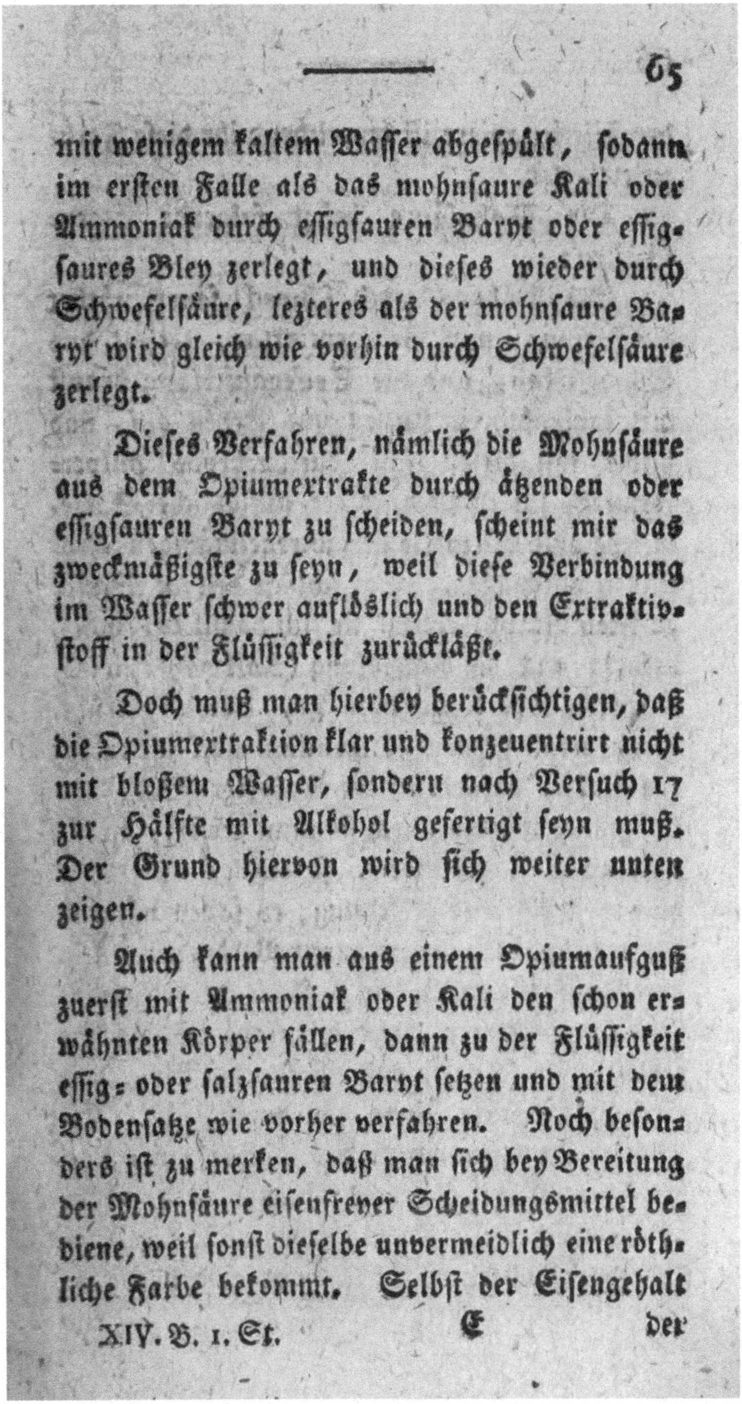

mit wenigem kaltem Wasser abgespült, sodann im ersten Falle als das mohnsaure Kali oder Ammoniak durch essigsauren Baryt oder essigsaures Bley zerlegt, und dieses wieder durch Schwefelsäure, lezteres als der mohnsaure Baryt wird gleich wie vorhin durch Schwefelsäure zerlegt.

Dieses Verfahren, nämlich die Mohnsäure aus dem Opiumextrakte durch ätzenden oder essigsauren Baryt zu scheiden, scheint mir das zweckmäßigste zu seyn, weil diese Verbindung im Wasser schwer auflöslich und den Extraktivstoff in der Flüssigkeit zurückläßt.

Doch muß man hierbey berücksichtigen, daß die Opiumextraktion klar und konzeuentrirt nicht mit bloßem Wasser, sondern nach Versuch 17 zur Hälfte mit Alkohol gefertigt seyn muß. Der Grund hiervon wird sich weiter unten zeigen.

Auch kann man aus einem Opiumaufguß zuerst mit Ammoniak oder Kali den schon erwähnten Körper fällen, dann zu der Flüssigkeit essig- oder salzsauren Baryt setzen und mit dem Bodensatze wie vorher verfahren. Noch besonders ist zu merken, daß man sich bey Bereitung der Mohnsäure eisenfreyer Scheidungsmittel bediene, weil sonst dieselbe unvermeidlich eine röthliche Farbe bekommt. Selbst der Eisengehalt der Filtrirpapiere ist hinreichend ihr diese Farbe zu ertheilen.

Die Mohnsäure besizt folgende Eigenschaften:

Sie ist ohne Geruch, schmeckt sauer, röthet die Lakmus- und Veilchentinktur, zersezt das Schwefelkali, und die Seifenauflösung braust mit kohlensauren Kalien und Erden auf, und bildet mit diesen fast durchgehends pulverförmige, im Wasser schwer auflösliche Salze, welche auch oft in kleinen unregelmäßigen Krystallen anschießen. Sie schlägt den im Wasser gelösten Baryt, indem sie sich damit verbindet, nieder; auch die Kalklösung (Kalkwasser) wird, wenn sie sehr konzentrirt ist, davon getrübt. Die neutralen Baryt- Strontian- Kalk und erdigten Salze, namentlich die Salpeter- Salz- und Essigsäure werden durch sie nicht zersezt, ist sie aber an Kali gebunden, so erfolgt allerdings eine wechselsweise Zersetzung; es fallen nämlich die entstandenen mohnsauren Verbindungen in der Flüssigkeit zu Boden. Auch werden einige Metallauflösungen durch die freye Mohnsäure zersezt, als salpeter und essigsaures Bley, und einfache salzsaure Zinne und vorzüglich die Eisensalze [ausgenommen das hydrothion- und blausaure Eisen] (lezteres ist aber noch näher zu untersuchen). Diese werden nicht niedergeschlagen, sondern es entsteht nur eine braunro-

the

the Farbe, die um so stärker ausfällt, je mehr das Eisen oxydirt ist. Dies ist sogar bey einer Säure, worin das Eisen kaum den 0,01 Theil beträgt, deutlich zu bemerken. Die Eisensolution mit einem Ueberschuß von Säure ist also ein sicheres Mittel, um die Mohnsäure zu entdecken, und umgekehrt. Dieses wenige wird hinreichend seyn, die Mohnsäure von andern hinlänglich unterscheiden zu können. Gerne hätte ich meine Versuche hierüber weiter ausgedehnt, und die Bestandtheile dieser Säure zu bestimmen gesucht, wenn es meine Geschäfte erlaubt hätten. Einigen unvollkommenen Versuchen nach, besteht sie aus Wasserstoff, Kohlenstoff und Sauerstoff. Vorhin gab ich in diesem Journale eine Methode an, durch Opiumtinktur das blausaure Kali vom Eisen zu befreyen, ich habe dieses mit der reinen Mohnsäure wiederholt, es wollte mir aber nicht gelingen, das Eisen abzuscheiden.

Da ich mich nun durch die vorhergehenden Versuche fest überzeugt hatte, daß die Mohnsäure auf die blauen Pflanzenpigmente wie eine jede andre Säure wirkte, so schloß ich auf das Daseyn eines andern Stoffes, durch welchen die ebenerwähnten Farbenveränderungen hervorgebracht wurden, und schritt daher zur Aufsuchung dieses Wirkenden.

Zuerst suchte ich den Niederschlag, welchen Kalien in dem Opiumaufgusse hervorbrachten und den ich anfänglich für eine Erdart oder eine mohnsaure Verbindung hielt, näher kennen zu lernen.

Ein und zwanzigster Versuch.

Die aus der wässerichten Extraction des Versuches 15 geschiedene Substanz B stellte eine grauliche sehr zerreibliche Masse dar, welche zwischen den Zähnen knirschte und auf der Zunge einen auffallenden specifischen Geschmack erregte, wobey ich zugleich nach einiger Zeit eine Unbehaglichkeit verspürte. Leztere Eigenschaften leitete ich indessen von Harztheilen her, welche diesem Körper vielleicht adhärirten, indem ich nach mehrern Auctoren diese für den wirkenden Theil des Opiums ansah.

Zwey und zwanzigster Versuch.

Um dieser Substanz das vermeintliche Harz zu entziehen, behandelte ich einen Theil derselben mit Wasserfreyem Weingeist, dieser färbte sich schon in der Kälte ziemlich stark; nun wurde Wärme angewandt; ehe noch die Mischung den Siedepunkt erreichte, löste sich das mehrste auf; diese Lösung röthete blaue Pflanzenpigmente

nicht

nicht merklich, zerstörte aber einige derselben fast gänzlich.

Drey und zwanzigster Versuch.

Zu dieser Lösung wurde so viel Wasser gegossen, daß sich erstere zu lezterm dem Volumen nach wie 1, 5 verhielt, es sonderte sich alles, was aufgelöst war, in Form grauer Flokken wieder ab.

Vier und zwanzigster Versuch.

Den noch übrigen Theil des 21sten Versuches suchte ich durch Kochen im Wasser aufzulösen, es war aber ohne Erfolg, die heiß filtrirte Flüssigkeit sezte zwar beym Erkalten etwas ab, das ich aber nicht in Anschlag bringe, denn es ist zu vermuthen, daß dieses mechanisch mit durchs Filtrum geführt wurde; auch deutete das Ueberbleibsel auf keinen merklichen Verlust.

Fünf und zwanzigster Versuch.

Die vorige Substanz, worauf kochendes Wasser keine Wirkung äußerte, wurde in einem Gläschen mit etwas konzentrirter Essigsäure übergossen und gelinde erhitzt. Hierdurch wurde fast alles aufgelöst, diese klare Lösung besaß

einen

einen ähnlichen Geschmack, wie die frisch abgeschiedene Substanz des 22sten Versuchs, doch in einem weit höhern Grade; sie wurde mit Wasser verdünnt, ich konnte aber keine Trübung bemerken. Um das Aufgelöste wieder zu scheiden, wurde so lange Ammoniak hinzugefügt, bis kein Niederschlag mehr erschien; dieser verhielt sich gerade so, wie vor der Auflösung.

Schon aus diesem wenigen scheint zu erhellen, daß dieser Körper weder Erde, Gluten noch Harz; sondern ein ganz eigener Stoff sey.

Nunmehr zweifelte ich an der Angabe, daß die große Reizbarkeit, welche der Mohnsaft auf den thierischen Organismus äußert, in den harzigten Theilen liegen sollte, und ahndete vielmehr den Grund dieser Erscheinung in dem zulezt genannten Stoffe. Dieses wurde um so wahrscheinlicher, indem ich es mir nicht ganz ohne Hinderniß erklären konnte, woher das wässerichte kalt bereitete Opiumextrakt seine Wirksamkeit erhielt, da doch in demselben nur äußerst wenig Harz zu finden ist. Es blieb mir nun noch zu untersuchen übrig:

a) Wie dieser Körper innerlich gegeben auf lebende Animalien wirkte.

b) Wie er sich in chemischer Hinsicht gegen Reagentien, z. B. Kalien, Säuren u. s. w. verhielt.

Sechs

Sechs und zwanzigſter Verſuch.

Sechs Gran der rohen Subſtanz, ſo wie ſie aus einer wäſſerichten Opiumextraktion geſchieden, wurden in drey Quentchen Alkohol durchs Kochen aufgelöſt, mit etwas Zuckerſaft vermiſcht, einem anderthalbjährigen geſunden Hunde eingegeben. Um ihn deſto genauer beabachten zu können, wurde er eingeſperrt. Anfänglich war an ihm nichts als Unruhe zu bemerken, doch blieb er dabey munter; ſchon nach einer halben Stunde ſtellten ſich ſichtbare Spuren zum Schlafe ein, und nicht ſelten machte er ſogar beym Stehen Miene zum Umfallen. Nachdem er ſo einige Zeit zugebracht hatte, fing er an zu brechen, welches ihm Erleichterung zu verſchaffen ſchien. Eine Stunde nachher wurden demſelben Hunde noch 6 Gran wie vorher beygebracht, aber kurz darnach gab er alles wieder von ſich.

Sieben und zwanzigſter Verſuch.

Ich gab ihm noch drey Gran mit Gummiſchleim abgerieben, aber auch dieſes war ohne Erfolg, denn er brach es gleich wieder aus. Die Neigung zum Schlafe verließ ihn indeß nicht, wiewohl er dem Augenſcheine nach alles wieder ausgewürgt hatte. Nach Verlauf einiger Stunden kündigte er oft ſeine mißliche Lage

durch

durch ein dumpfes Winseln an; auch bemerkte ich konvulsivische Bewegungen am Gesichte und den Lendenmuskeln und ein Zittern am ganzen Körper, welches ungefähr 4 — 6 Stunden dauerte. Während dieser ganzen Periode zeigte er Abschen gegen alle Speisen und fortdauernd großen Hang zum Schlafe, selbst nach einigen Tagen kränkelte er noch fort; wahrscheinlich hätte er noch schlimmere Zufälle bekommen, und wohl gar mit dem Tode geendigt, wenn nicht die schaffende Natur durch Ausleerung vorgebeugt hätte.

Hieraus fließt mehr als wahrscheinlich, daß dieser Körper der eigentliche betäubende Grundstoff des Opiums ist; um aber allen Zweifel zu entfernen, suchte ich ihn möglichst rein darzustellen, damit nicht Harz oder Extraktivstoff eine versteckte Rolle spielen möchten.

Acht und zwanzigster Versuch.

Eine Portion 118 Gran der schon erwähnten Substanz wurde mit 8 Unzen Alkohol übergossen und einige Zeit gekocht, die Auflösung erfolgte bis auf einen geringen Rückstand, worauf ich hernach wieder zurückkommen werde.

Neun und zwanzigster Versuch.

Diese geistige Lösung hatte eine braune Farbe und schmeckte äußerst penetrant, ich schüttete

tete sie noch heiß in ein Glas und stellte dies an einen ruhigen Ort, nach einiger Zeit zeigten sich krystallinische Punkte und ein rostfarbiger Niederschlag. Um die Krystallbildung nicht zu stören, ließ ich alles noch einige Tage stehen. Nach Verlauf dieser Zeit wurde das Flüssige nebst dem Bodensatze abgegossen, die Krystalle mit Alkohol abgespült, und da sie den Seiten des Glases adhärirten, mit demselben getrocknet. Diese Krystalle hatten ein glänzend schmuziges Ansehen, äußerten auf die Geschmacksorgane fast gar keine Wirkung, und zeigten sich unter der Lupe als unregelmäßige hin und wieder zusammengehäufte Prismen: der eben erwähnte Niederschlag löste sich in Alkohol durch Sieden auf und gab beym Erkalten dieselben Krystalle.

Dreyßigster Versuch.

Die noch übrige Flüssigkeit des 29sten Versuchs wurde langsam verdunstet, es bildeten sich noch einige Krystalle, welche aber zu sehr von der rückständigen Flüssigkeit umhüllt waren, um sie bequem trennen zu können, daher wurde Wasser hinzugesezt, durch dies schied sich etwas Harz ab.

Ein und dreyßigster Versuch.

Diese Flüssigkeit, welche wenig Geistiges mehr enthielt, wurde abgeraucht, wodurch noch

etwas

etwas Harziges abgeschieden wurde. Beym fortgesezten Abrauchen hinterließ sie ein braunes bitteres, dem Extraktivstoffe ganz ähnliches Wesen.

Zwey und dreyßigster Versuch.

Die braune Substanz, welche im Versuche 30 durch Wasser abgesondert war, digerirte ich so oft mit starker Essigsäure, als diese noch Geschmack enthielt; den Rückstand, worauf die Säure keine Wirkung mehr zeigte, brachte ich an einen erwärmten Ort, um ihn zu trocknen; er blieb aber troz einer ziemlichen Wärme weich wie Pech, dieser Körper war braun, hatte einen kaum merklichen specifischen Geschmack und Geruch, löste sich in Alkohol gänzlich auf und brennte einer Flamme genähert mit schwacher Flamme, er verhielt sich also wie Harz von besonderer Natur.

Drey und dreyßigster Versuch.

Aus der bey vorigen Versuchen angewandten Essigsäure schied ich durch Ammoniak ein graues Pulver, welches in Alkohol gelöst zu Krystallen von der nämlichen Form anschoß. Diese Krystalle nebst denen der vorigen Versuche wogen 29 Gran.

Vier und dreyßigster Versuch.

Der Theil des Präcipitats (Versuch 28), welcher in Alkohol unauflösbar war, wurde mit etwas Wasser in Digestion gesezt, ich erhielt hierdurch eine dunkle bittere Flüssigkeit, welche mit Alkohol vermischt nicht trübe wurde. Mit Eisensolution entstand gleich eine rothe Farbe. Hierbey widerstand ein kleiner Theil des verbrauchten Präcipitats der Einwirkung des Wassers. Dieser Rückstand wurde mit verdünnter Schwefelsäure übergossen, worin er sich gänzlich auflöste; diese Lösung zersezte ich nachher durch kohlenstoffsaures Natrum, es fiel eine bräunliche Materie zu Boden, welche sich wie Thonerde mit Gluten gemischt verhielt, die Flüssigkeit behielt aber ihre braune Farbe und schmeckte ziemlich bitter; folglich war dies eine Verbindung aus Thonerde, Gluten und Extraktivstoff *).

Mithin bestanden diese 118 Gran aus wässerichtem Opiumextrakte, durch Ammoniak geschie-

*) Es wäre zu wünschen gewesen, daß der Verfasser hier beschrieben hätte, durch welchen Versuch er bestimmt wurde, anzunehmen, daß der Niederschlag eine Verbindung von Thonerde und Gluten war.

d. Herausgeber.

76

schiedene Substanz aus Extraktivstoff, einem zähen Harze, mohnsaurem Ammoniak, Gluten, nebst einer Verbindung aus Thonerde und Extraktivstoff und 29 Gran eines krystallisirbaren Körpers von ganz eigener Beschaffenheit.

Fünf und dreyßigster Versuch.

Die Krystalle des 33. Versuches wurden von Neuem mit Alkohol gelöst und zur Krystallisation befördert; sie hatten getrocknet ein weißliches glänzendes Ansehen, keinen Geruch, und nur dann, wenn sie zu Pulver gerieben worden, einen bittern Geschmack. Ein Theil erforderte 18 bis 19 Theile Alkohol zur Auflösung, woraus sich beym Erkalten fast alles wieder in schönen Krystallen absonderte. Diese geistige Lösung benahm der Veilchen- und Heidelbeerentinktur u. s. w. ihre Farbe, das mit den Krystallen gekochte Wasser erhielt einen bittern eigenen Geschmack, röthete die Lakmustinktur nicht, und sezte nach dem Erkalten etwas ab, Schwefeläther äußerte dieselbe Wirkung wie der Weingeist. Aetzlauge, worin sich das Kali wie 3 : 13 verhielt, löste sie durchs Erwärmen auf, sezte aber sowohl beym Hinzugießen des Wassers als auch beym Erkalten den größten Theil wieder ab. Die mehrsten Säuren lösten sie in der Wärme, einige auch in der Kälte auf.

Diese

Diese scheinen damit eine salzartige Verbindung einzugehen. So bemerkte ich, daß die in Säure gelöste Substanz durch ätzendes Ammoniak oder Kali unverändert gefället wurde, nahm ich aber statt dessen kohlensaures, so sezte sich ein ähnlicher Körper ab, der aber mit Säuren aufbrauste und sich in Alkohol schwerer auflöste. Auch die heiße Auflösung dieser Substanz in Essigsäure sezte beym Erkalten Krystalle von ganz anderer Form ab, welche gleichfalls in Alkohol schwer aufzulösen waren. Diese sehe ich für eine essigsaure, jene für eine kohlensaure Verbindung an, doch bedarf dies erst einer genauern Untersuchung, ehe sich etwas Bestimmtes darüber sagen läßt.

Sechs und dreyßigster Versuch.

Sechs Gran der reinen Krystalle wurden in Alkohol gelöst und mit Zuckersaft vermischt, einem erwachsenen zarten Hündchen eingegeben. Schon nach 10 Minuten bemerkte ich dieselben Symptome, wie beym 26. Versuche, doch etwas stärker; nicht lange nachher fing er auch an sich zu würgen, welches aber nicht viel zu seiner Genesung beytrug, daher brachte ich ihm mit Gewalt Gegenmittel bey, worauf er sich gleich wieder erholte, und fast so munter wie vor dem Genusse wurde. Weil das in zu großer

Men-

Menge gegebene Opium bey Thieren eine ähnliche Wirkung hervorbringt, so konnte ich auch hier leicht schließen, daß diese Gabe zu stark war, darum änderte ich mein Verfahren auf folgende Art:

Sieben und dreyßigster Versuch.

Zwölf Gran derselben Krystalle wurden in Alkohol durchs Kochen aufgelöst, diese Lösung goß ich noch heiß in ein Glas, worin etwas Zuckersaft befindlich war, und schüttelte selbiges stark um (weil sich sonst das Aufgelöste in Krystalle wieder abscheidet). Nachdem nun der vorige Hund ganz wieder hergestellt war, gab ich ihm zuerst den 24sten Theil dieser Mischung mit wenig Wasser, welches also $\frac{1}{2}$ Gran des aufgelösten Körpers entsprach, und so stieg ich, aber immer mit verdoppelter Dosis, in einem Zeitraume von 6 Stunden bis die Mischung gänzlich verbraucht war. Schon nach der zweyten Gabe bemerkte man an ihm Schläfrigkeit und Abneigung gegen Speisen, welches wie beym zuerst gebrauchten Hunde stufenweis zunahm; nämlich er bekam Schwindel, Zittern, Konvulsionen, u. s. w. nur mit dem Unterschiede, daß dieses, obschon schwache Hündchen, nicht vomirte, und daher weit stärker angegriffen wurde. Zulezt wie er sich immer mehr und

mehr

mehr seiner bevorstehenden Zerstörung zu nähern schien, versuchte ich ihm schwache Essigsäure beyzubringen, weil ich ihn nicht aufopfern wollte, es war aber zu spät, denn er starb während dem Versuche.

Acht und dreyßigster Versuch.

Ein Quentchen Opiumextrakt von Konsistenz eines dicken Honigs, woraus ich zuvor durch Ammoniak den erwähnten Körper geschieden, wurde in kaltem Wasser gelößt und filtrirt. Dieses liquide bittere Extrakt gab ich auf einmal einem kleinen Hündchen ein, und beobachtete ihn mehrere Stunden, allein er äußerte nicht die geringste Spur von Schlaf.

Nun lehrt uns noch die Erfahrung, daß eine geistige Opiumextraktion weit heftiger als eine wässerichte die Funktionen des thierischen Organismus afficirt, auch fand ich durch Versuche, daß die Farben der oben erwähnten Pflanzen durch erstere stärker als von lezterer zerstört wurden, es mußte sich also der größte Theil des Wirksamen, wie ich auch nachher fand, in dem durch Wasser erhaltenen Rückstande befinden.

Neun und dreyßigster Versuch.

Der Rückstand des 3. Versuches, welcher ungeachtet des starken Trocknens dennoch einen

merk=

merklichen Geruch nach Opium verbreitete, brachte ich in eine kleine Phiole und übergoß ihn mit 3 Unzen Alkohol; vermöge eines Lampenfeuers wurde alles bis zum Sieden gebracht, wobey der Alkohol eine dunkelbraune Farbe erhielt; nach einem viertelstündigen Sieden wurde das Unaufgelöste durch Sedimentiren von der Flüssigkeit getrennt, diese wurde noch heiß filtrirt, welches ohne Schwierigkeit geschah, denn die Flüssigkeit war beym Abgießen schon ziemlich klar. Diese geistige Extraktion A goß ich in ein kleines Zuckerglas und sezte dieses an einen ruhigen Ort.

Vierzigster Versuch.

Zu dem rückständigen Sedimente fügte ich noch 3 Unzen Alkohol und ließ dieses erst einige Zeit gelinde digeriren, nachher aber kochen, die darüber schwimmende braune Flüssigkeit wurde durch vorhin gebrauchtes Papier filtrirt und zu der vorigen A geschüttet.

Ein und vierzigster Versuch.

Der Rückstand wurde auf dieselbe Art so oft mit Weingeist behandelt, bis an demselben kein Geschmack mehr zu bemerken war, die erhaltenen geistigen Auszüge (B) wurden nicht

zu

zu der vorigen gegossen, sondern, weil sie wenig Farbe besaßen, allein aufbewahrt.

Zwey und vierzigster Versuch.

Wie ich nach 12 Stunden zu der Flüssigkeit A kam, bemerkte ich eine Menge kleiner Krystalle, die auf dem Boden des Gefäßes mit einer braunen Materie, verunreinigt, an den Seitenwänden in Gestalt regelmäßiger Parallelepipeden, deren Extreme abgestumpft waren, erschienen, welche sich da, wo sie frey oder büschelförmig vereinigt waren, unter einem Winkel von 70° neigten. Auch in den zulezt gemachten Auszügen (B) waren schöne Krystalle angeschossen, obgleich ich wegen der blassen Farbe wenig aufgelöste Theile darin vermuthete. Schon beym ersten Anblicke konnte man deutlich die Verschiedenheit dieser Krystalle von denen des 29. Versuches erkennen, obschon sie jenen an Farbe und Lage fast gleich kamen, denn ihre Form war durchgehends regelmäßiger und viel länger, so daß die größten ungefähr 2 bis $2\frac{1}{2}$ Linien Länge und $\frac{1}{3}$ Linien Breite hatten, da jene kaum $1\frac{1}{2}$ Linie lang aber fast $\frac{2}{3}$ breit waren; 26 Theile kochender Alkohol löste einen Theil dieser Krystalle gänzlich auf, diese Lösung färbte die Eisensolution ziemlich roth, lezteres beweist also in demselben die vorhandene Mohnsäure.

Drey und vierzigster Versuch.

Ich goß die übrige geistige Flüssigkeit der vorigen Versuche in eine passende Retorte, fügte eine Vorlage an, und destillirte so viel Geistiges herüber, daß der sechste Theil in der Retorte zurückblieb. Das Destillat hatte keinen Beygeschmack, nur einen kaum merklichen Opiumgeruch, es war also unveränderter Weingeist.

Vier und vierzigster Versuch.

Der Rückstand wurde aus der Retorte in ein anderes Gläschen geschüttet, und selbige mit Alkohol gut ausgespült, nach einigen Tagen hatten sich noch einige Krystalle gebildet, welche aber wegen des anklebenden Harzes nicht gesammelt werden konnten.

Fünf und vierzigster Versuch.

Die zurückgebliebene Flüssigkeit wurde mit einer zureichenden Quantität Wasser vermischt, worauf gleich eine dünne bräunliche harzige Materie abgeschieden wurde, ich sammelte diese mittelst eines Filtrums und wusch sie mit Wasser ab, sie besaß einen Geruch, fast wie gedörrte Fische, einen bittern Geschmack und ungefähr die Dicke eines dünnen Terpentins.

Sechs und vierzigster Versuch.

Ich digerirte sie zu wiederholten Malen mit verdünnter Schwefelsäure, bis diese keinen bittern Geschmack bekam. Hierauf wurde diese saure Flüssigkeit mit Ammoniak gesättigt, wodurch ich einen grauen Präcipitat erhielt, welcher durch die bekannte Behandlung sich in Alkohol bis auf etwas Weniges löste und aus diesem zu Krystallen anschoß.

Sieben und vierzigster Versuch.

Die flüssige Materie des 45. Versuches hatte wenig von ihrer vorigen Beschaffenheit verloren, nur war sie viel flüssiger und fast ohne Geschmack. Diese balsamartige Substanz löste sich in Alkohol vollkommen, in Wasser aber gar nicht auf; in einem Löffel erhitzt, floß sie wie Oel, verbrannte dann mit lebhafter Flamme, einem besondern nicht angenehmen Geruche, und hinterließ wenig Kohle.

Acht und vierzigster Versuch.

Ein Quentchen dieses Balsams wurde mit Gummischleim abgerieben und mit Wasser vermischt einem Hunde eingegeben, er wurde aber nicht im geringsten krank davon.

Neun und vierzigster Versuch.

Um die Krystalle der Versuche 42 und 46 von dem beygemischten Harze und der Mohnsäure zu befreyen, wurden sie mit sehr verdünnter Schwefelsäure gelinde digerirt; diese schwefelsaure Lösung zersetzte ich durch Ammoniak; der entstandene Niederschlag wurde in siedendem Alkohol gelöst und zur Krystallisation befördert. Die erhaltenen Krystalle waren nicht allein der äußern Form nach, sondern auch in allen den erwähnten Eigenschaften jenen aus dem Opiumextrakte geschiedenen vollkommen gleich. Woraus sich folgern läßt, daß dieser Körper durchgehends (?) im Opium an die Mohnsäure gebunden ist; da aber diese Verbindung schwer im Wasser aufzulösen ist, so scheint hier ein Ueberschuß von Säure dieses zu begünstigen, d. h. wodurch ein Theil im Wasser auflöslich wird, dieser Ueberschuß ist aber zu gering, um alles aufzulösen; will man dieses bewerkstelligen, so darf man nur Mohn- oder eine andere Säure hinzusetzen.

Funfzigster Versuch.

Das Harz, welches im vorigen Versuche bey Reinigung der Krystalle übrig blieb, war schwarz und zäh, hatte wenig Geruch und Geschmack. Die Zähigkeit rührt wohl ohne Zweifel

von

von eingemischten Balsamtheilen her, denn diese Körper sind schwer von einander zu trennen, indem sie in gleichen Mitteln lösbar sind, auch brachte dieses Harz bey einem kleinen Hündchen keine anschauliche Wirkung hervor.

Ein und funfzigster Versuch.

Um zu erfahren, ob der flüchtige stark riechende Stoff des Opiums bey Thieren schädliche Wirkungen hervorbrächte, brachte ich Opium und Wasser in eine Phiole zum Sieden und verband hiermit eine krumme Glasröhre, die sich durch kaltes Wasser abgekühlt unter einem Recipienten, worin eine Maus befindlich war, endigte. Nach einiger Zeit wurde die Maus herausgenommen und so munter wie vorher befunden.

Zwey und funfzigster Versuch.

Der mit Wasser und Alkohol extrahirte Rückstand des 41. Versuches wurde mit Schwefeläther bis zum Sieden erhitzt, ich erhielt hierdurch eine braune Flüssigkeit, welche mit Wasser gemischt eine braune zähe, dem Kautschuck ähnliche Materie fallen ließ; Herr Bucholz war bekanntlich der erste, der diesen Körper im Opium fand.

Drey

Drey und funfzigster Versuch.

Den Rest behandelte ich zu wiederholten Malen in der Wärme mit diluirter Schwefelsäure; diese wurde nachher mit kohlensaurem Natrum gesättigt, wobey sich ein graulich schleimichtes Wesen absonderte, welches mit dem Gluten viel Aehnlichkeit hatte, bey Thieren aber keinen Anschein von Unpäßlichkeit veranlaßte. Diesem zufolge besteht das Opium aus folgenden Theilen, welche der Quantität nach für diese Sorte Opium ungefähr in folgendem Verhältnisse stehen:

Extraktivstoff mit gummichten Theilen gemischt;
Balsamartige Materie;
Schlafmachendes Princip;
Mohnsäure;
Harz;
Gluten;
Kautschuck;
Schwefelsaurer Kalk;
Thonerde;

Nebst einem starkriechenden flüchtigen Stoff, und dem oft beträchtlichen Ueberreste, welcher größtentheils aus verhärtetem Pflanzen-Eyweiß, Faserstoff und Unreinigkeit zu bestehen scheint.

Hier.

Hieraus glaube ich mit Gewißheit schließen zu dürfen, daß die große Reizbarkeit des Opiums nicht von Harz- oder Extraktivtheilen, sondern von diesem besondern krystallisirbaren Körper herzuleiten ist. Ich werde ihn zum Unterschiede von dem hypothetisch angenommenen narkotischen Stoffe, schlafmachenden Stoff (principium somniferum) nennen. Daß auch die extraktartigen, harzichten und starkriechenden Theile des Mohnsaftes Heilkräfte besitzen, ist wohl nicht zu bezweifeln, daß sie aber vieles zu dem, was das Opium so sehr empfiehlt, beytragen sollen, ist mir nach obigen Versuchen nicht sehr wahrscheinlich. Die wässerichte Opiumtinktur wirkt gar nicht so stark als die geistige, der Unterschied liegt wohl bey ersterer, theils in der Quantität des vorhandenen schlafmachenden Stoffes, theils weil derselbe sich in einem Uebermaße (?) von Mohnsäure aufgelöst befindet; bey lezterer ist dieses Hinderniß zum Theile beseitigt, indem darin der größte Theil (?) des Stoffes nur an wenig Säure gebunden ist.

Vier und funfzigster Versuch.

Vier Unzen des Rückstandes, welcher bey Verfertigung der Opiumtinktur (tinctura opii simplex) übrig blieb, wurde auf die bekannte Art mit Schwefelsäure in der Wärme behandelt,

ich

ich bekam hierdurch beynahe 20 Gran reine Krystalle des schlafmachenden Stoffes.

Fünf und funfzigster Versuch.

In einer Standflasche, worin Opiumtinktur aufbewahrt wurde, hatte sich während einigen Wintermonaten ein dicker Bodensatz abgesondert; ich verfuhr mit diesem wie beym vorhergehenden und erhielt einen beträchtlichen Theil der erwähnten Krystalle. — Aehnliche Resultate gewährte mir das mit Mallagawein extrahirte Opium.

Sechs und funfzigster Versuch.

Ich übergoß $\frac{1}{2}$ Unze Opium mit einer Mischung aus $1\frac{1}{2}$ Unze Alkohol und eben so viel Wasser und ließ dies erst stark digeriren, zulezt aber eine halbe Viertelstunde kochen. Diese Tinktur sezte ebenfalls nach einiger Zeit in der Kälte *) einen kleinen Theil des Aufgelösten wieder ab.

Sieben und funfzigster Versuch.

Eine halbe Unze gepulvertes Opium wurde mit 14 Drachmen Alkohol und 10 Drachmen Was-

*) Diese Versuche machte ich im vorigen Winter bey starkem Froste.

Wasser erst digerirt, nachher aber $\frac{1}{4}$ Stunde gekocht. Diese Tinktur sezte zwar nach Verlauf einiger Monate etwas ab, aber doch weniger als alle die ebengenannten, auch konnte ich auf die vorige Art keine Krystalle aus dem Rückstande abscheiden.

Folgerungen und Bemerkungen.

Aus diesem geht als Resultat hervor, daß das bekannte Verhältniß des Weingeistes zu dem Wasser in den Opiumtinkturen zu gering ist, weil immer (wenn das Opium echt ist) ein Theil des schlafmachenden Princips unaufgelöst zurückbleibt, auch fällt nach geendigter Arbeit zumal in starker Kälte wegen der zu wässerichten Lösungsmittel mehr oder weniger des genannten Stoffes mit Harz und Extraktivstoff verbunden zu Boden, und macht auf diese Weise dieses Heilmittel noch unwirksamer. Das Verfahren wäre also dahin abzuändern, daß man die Quantität des Wassers in den Opiumtinkturen um etwas verminderte, den Weingeist aber in dem Maße vermehrte und sie nachdem an einem temperirten Orte aufbewahrte (Versuch 57 kann hier als Beyspiel dienen). Daher mag es wohl kommen, daß dem Urtheile der Aerzte zufolge das Opium in Substanz sicherer und stärker als alle daraus gefertigten Präparate wirkt. Wird es ferner erwiesen, daß der

schlaf-

schlafmachende Stoff an und für sich dieselben (wo nicht bessere *) Wirkungen als das Opium in der thierischen Oekonomie hervorbringt, so sind alle diese Schwierigkeiten gehoben; der Arzt hat nicht mehr mit der Ungewißheit und dem Ungefähre, worüber oft geklagt wird, zu kämpfen, er wird sich immer mit gleichem Erfolge dieses Mittels in Alkohol oder Säuren gelöst, statt der nicht immer gleichen jetzt gebräuchlichen Opiumpräparate bedienen können **).

Auch ist beym medizinischen Gebrauch des Opiums vorzüglich auf die in den ersten Wegen sich oft vorfindenden freyen Säuren Rücksicht zu nehmen, damit diese erst durch absorbirende Mittel neutralisirt werden, weil sonst die Wirkung des Opiums aufgehoben oder wenigstens sehr geschwächt wird. Hierbey eröfnet sich wieder dem praktischen Scheidekünstler ein neues noch wenig geebnetes Feld zur Untersuchung;

denn

*) Man erlaube mir diesen Ausdruck, denn im Opium ist die Säure, woran dieser Körper gebunden, ein Gegenmittel.

**) Wahrscheinlich läßt sich aus der bey uns gebaueten Mohnpflanze derselbe Stoff (auch in derselben Qualität?) darstellen, welches in Rücksicht der Verbauung des ausländischen Mohnsafts einige Aufmerksamkeit verdienen könnte.

denn man darf hoffen, daß sich aus mehrern andern Vegetabilien, z. B. den sogenannten Giftpflanzen, und mehrern andern Stoffe abscheiden lassen, worin ihre Wirkungen vereinigt liegen *). Obschon wir von berühmten achtungswerthen Männern genaue Analysen in dieser Hinsicht besitzen, so ist es doch möglich, daß sie jene Stoffe mit andern verwechselten oder gänzlich übersahen; denn viele dieser geschahen in dem Geiste älterer Zeiten, und noch jetzt möchte ich sagen, bietet die Untersuchung dieser Körper manches Hinderniß dar. Ja es scheint, als wenn dieser Zweig der Chemie noch nicht so sehr wie andre derselben cultivirt wäre.

Schluß.

Was ich hier über die Wirkung des Opiums und dessen Bestandtheile gesagt habe, ist lediglich dazu bestimmt, die Eigenschaft derselben in ein näheres Licht zu stellen, damit Sachkundigen Nutzen daraus zufließen möge; denn ich würde mich zu weit über meine Sphäre erheben, wenn ich die Heilkraft dieser Stoffe beurtheilen wollte; nur dasjenige, was auch den

nicht

*) Einiges dieser Art werde ich einst dem gelehrten Publikum mittheilen.

nicht Unterrichteten der Arzneywissenschaft auffällt, glaube ich hier anführen zu müssen.

Einige über die Opiumpräparate gemachte Vorschläge mögen hier so lange als nutzenlose Schattenbilder ruhen, bis sie das Prüfungsfeuer gelehrter Aerzte zu ausführbaren, dem Staate nützlichen Dingen hervorgehen läßt.

Anm. Schon war diese Arbeit geschlossen, als ich in Erfahrung brachte, daß Herr Desrosne schon früher einen krystallisirbaren Körper im Opium gefunden hätte, da mir aber grade das 1ste St. des 12n Bds. fehlte, so verschafte ich mir dieses; nun sahe ich freylich, daß die Entdeckung dieses Körpers Desrosnen gebührt, hin und wieder bemerkte ich aber manches, wovon dieser Scheidekünstler keine Erwähnung thut, und daß derselbe oft von einem ganz andern Gesichtspunkte ausgeht, und wieder manches, worin ich ihm nachstehe.

Ich lege daher diese noch unvollkommnen Versuche meinen Lesern zur Beurtheilung dar, und wünsche, daß sie einigen Nutzen verbreiten möchten. Auch bin ich nicht geneigt zu glauben, daß der schlafmachende Stoff seine den Kalien fast ähnliche Eigenschaft von den zur Scheidung angewandten Kalien erhält, vielmehr sehe ich dies als eine ausgezeichzeichnende Eigenschaft seiner Mischung an, hier aber kann nur eine genaue Wiederholung und Erweiterung des Vorgezeichneten entscheiden.

Nachtrag des Herausgebers.

Die Versuche des Herrn Verf. enthalten manche sehr interessante Ansichten, wofür ihm das chemische Publikum viel Dank schuldig ist. So vielfach aber nun auch die Arbeiten über das Opium sind, so darf man doch die Akten noch keinesweges als geschlossen ansehen, und es ist vielmehr zu wünschen, daß dieser Gegenstand noch weiter untersucht werden möchte, um manche noch obwaltende Dunkelheiten in ein helleres Licht zu setzen. Vorzüglich wünschte ich, daß die Versuche mit etwas großen Mengen möchten wiederholt werden.

IV.

Ueber das Opium und dessen krystallisirbare Substanz.

Vom Herrn Apotheker Sertürner, in Eimbeck.

Man hat an mehreren Orten mit der krystallisirbaren Substanz des Opiums Versuche in arzneylicher Hinsicht angestellt, und alle treffen in ihrem Urtheil dahin zusammen, daß diese Substanz selbst auf schwache Personen keine Wirkung äußere; dies befremdet mich um so mehr, da sowohl Desrosne als ich, was diesen Punkt des Opiums betrifft, übereinstimmen *). Hätte

G 2 man

*) Wahrscheinlich hat der Verfasser auch hierüber Erfahrungen gesammelt — denn einzig nur diese können entscheiden. Ich muß aufrichtig gestehen, alle die mir bekannten sprechen nicht für die Wirksamkeit dieses Stoffes. Man sehe auch Pagen-

man Desrosne und meine Bemerkungen hierüber genauer zu Rathe gezogen, so würde sich ein anderes Resultat ergeben haben, denn man kann annehmen: daß dieser sonderbare Körper im Wasser absolut unauflöslich ist, wofür schon seine Geschmacklosigkeit in Form des feinsten Pulvers spricht, und man muß aus jenen Versuchen den Schluß ziehen, daß er darum auch der Wirkung des Magens widersteht.

Soll daher diese Substanz zu dergleichen Versuchen angewandt werden, so muß sie durchaus in nicht zu wenig Alkohol oder Säure aufgelößt werden, letztere sind freylich Gegenmittel, woraus schon in weiterem Sinne hervorgeht, daß dieser Stoff, verbunden mit seiner andern Eigenschaft, sich als salzfähige Basis bezeigt.

Das wäßrige Opiumextract verdankt, meinem Urtheile nach, den größten Theil seiner Wirkung diesem in einer eigenthümlichen Säure gelösten Körper, welchen man durch Alkalien daraus abscheiden kann, wodurch es aufhört, sich wirksam zu bezeigen.

Läge die Wirkung des Opiums in harzigten Theilen — wie bey der Jalappe ꝛc. — so müß-

te

stecher in diesem Journ. B. 19. St. 1. S. 71.

Trommsdorff.

te der wäßrige Auszug gar keine Wirkung besitzen. Nimmt man nun an, daß die Hälfte oder gar zwey Drittel dieser Substanz sich aus Mangel an Säure — Opiumsäure — im Wasser nicht auflösen können, so erhellet daraus, warum die geistigen Tinkturen mehr Kraft besitzen, da sie fast ganz aus Alkohol bestehen.

Annehmen müssen wir aber auch, und es ist höchst wahrscheinlich, daß das Harz und der Extractivstoff diese Substanz auflöslich machen, weil diese den Charakter der Acidität besitzen *), und jener Stoff sich entgegengesetzt verhält.

Ich will nicht gegen meine verehrungswürdigen Kollegen behaupten, daß nicht auch die übrigen Bestandtheile des Opiums Heilkräfte besitzen, ich sehe bis jetzt diesen Stoff aber doch als den wirksamsten an; freylich würde ich gegenwärtig mehreres gegen meine früheren Arbeiten über das Opium, welche ich in meinem zwanzigsten Jahre unternahm, zu erinnern haben, jedoch würde dieses Nebensachen, aber nicht meine Ansicht darüber im Allgemeinen treffen.

Ich sehe es nicht ein, warum man bey der gegenwärtigen commerciellen Lage des Continents nicht darauf bedacht ist, das Opium einigerma-

ßen

*) Man vergleiche hiermit meine nächsten Arbeiten hierüber an einem andern Orte.

ßen zu ersetzen, und sich des aus dem wäßrigen Mohnextracte bereiteten Alkoholauszugs in größeren Gaben zu bedienen, besonders da durch den Anbau des Mohns auch zugleich das Olivenöl zum Theil ersetzt wird, und das Extract der reifen Mohnkapseln eben so wirksam, als das der unreifen ist. Leider haben wir Mittel, welche durch kein Surrogat zu ersetzen sind, als: China, Galläpfel ꝛc.

Möchte sich doch die Staatsökonomie mehr mit diesem auch in politischer Hinsicht wichtigen Zweige, wodurch immer mehr und mehr sich unsere Zinsbarkeit für das Ausland vermindert, befassen.

Bis jetzt hat diese Last noch größten Theils auf einzelnen Männern beruht, und es gibt wohl wenige Menschen, die durch sich selbst, und größten Theils durch eigene Opfer, so viel dauerndes Gute stifteten, als die Cultoren der Chemie und der höheren Pharmacie dieses und der letzten Jahrzehnte des verflossenen Jahrhunderts.

Was wären manche Künste und Wissenschaften, und vorzüglich die Arzneykunst, wenn nicht Green, Scheele, Lavoisier ꝛc. den Weg mühsam gebahnt hätten, und fast noch mehr leisteten die der neueren Zeit, unter denen ich nur einige der Deutschen nenne, Bucholz, Crell, Dörffurt, Gehlen, Hagen, Hermbstädt, Göt-

Göttling, Klaproth, Rose, Trommsdorff, Westrumb und mehrere andere, welche ich des Raums wegen hier nicht aufzeichne. Durch ihre Kenntniß erhielten die Künste und Wissenschaften ein neues Leben, und mit ihnen begann eine neue Epoche.

Von der Verwandlung einiger Körper durch Alkalien.

Von Ebendemselben.

Es gibt viele Verbindungen der salzfähigen Grundlagen mit Stoffen, die wir noch nicht kennen, oder wo wir den an die Grundlage gebundenen Körper doch nicht als Säure betrachten, obgleich er Haupteigenschaften derselben trägt, und sich nur von ihnen durch schwächere Neigungen zu seinem Gegensatze — salzfähige Basen — unterscheidet; da ich mich aber an einem andern Orte deutlicher darüber erklären werde, so beziehe ich mich hier bloß auf die Eigenschaft der Alkalien, aus neutralen Substanzen neue saure Pro-

Pro-

Ueber das Morphium, eine neue salzfähige Grundlage, und die Mekonsäure, als Hauptbestandtheile des Opiums.

III.

Ueber das Morphium, eine neue ſalzfähige Grundlage, und die Mekonſäure, als Hauptbeſtandtheile des Opiums,

von

Sertuerner,

Pharmac. zu Eimbeck im Königr. Hannover.

„Vor ungefähr 14 Jahren hat Herr Derosne, Pharmaceut zu Paris, beinahe gleichzeitig mit mir eine Analyſe des Opiums unternommen, und ſie in den *Annales de Chimie* t. 45. Jahrg. 1803 bekannt gemacht; unſere Reſultate waren aber ſo verſchieden und widerſprechend, daſs dieſer Gegenſtand ſo gut wie im Dunkel blieb. Meine Abhandlung insbeſondere hat man nur wenig berückſichtigt; ſie war flüchtig geſchrieben, die Mengen, mit denen ich gearbeitet hatte, waren nur klein, und Einige wollten mehrere meiner Verſuche nicht mit glücklichem Erfolge wiederholt haben. Von der Richtigkeit derſelben im Allgemeinen überzeugt, ob ich ſie gleich in einem frühen Alter unternommen hatte, glaubte ich dieſes Mislingen in ihrem Verfahren ſuchen zu müſſen. Um daher dieſe Widerſprüche zu heben und die früheren Arbeiten über das Opium zu berichtigen, ſchritt ich zu einer zweiten Analyſe dieſes merkwürdigen Pflanzenkörpers, und habe das Vergnügen beinahe alle meine frühern Beobachtungen in ihrem ganzen Umfange beſtätigt und mich im Beſitze neuer

[57]

Erfahrungen zu sehen, welche alle Zweifel zu beseitigen im Stande sind. Das Folgende wird zeigen, dass sowohl Derosne's Verfahren bei der Analyse des Opiums, als auch seine Beobachtungen, unrichtig waren, und dass er den eigentlich wirksamen Theil des Opiums nicht kannte; denn das, was er dafür ausgab, war eine Verbindung aus diesem Stoffe, dem *Morphium*, und der *Säure des Opiums*. Ich will hier meine Erfahrungen, von denen ich überzeugt bin, dass der Chemiker und der Arzt sie nicht ohne Nutzen lesen werden, in der möglichsten Kürze mittheilen. Sie werden über die Hauptcharaktere dieser beiden Körper und die Mischung des Opiums ein helleres Licht verbreiten, und ich glaube durch sie die Wissenschaft nicht nur mit der Kenntniss einer merkwürdigen *neuen Pflanzensäure*, sondern auch mit der Entdeckung einer *neuen alkalischen salzfähigen Grundlage* zu bereichern, dem *Morphium*, einer der sonderbarsten Substanzen, welche sich mir dem Ammoniak zunächst anzuschliessen scheint, und von der wir uns auch in Beziehung der übrigen Salzbasen noch manche Aufklärung versprechen dürfen. Werden hierdurch nun auch meine frühern Ansichten über das Opium und seine Bestandtheile bestätigt, so habe ich doch auch manches anders gefunden, als ich es ehemals angeben habe, welches man meiner damaligen Jugend und den geringen Mengen, mit denen ich arbeitete, zu Gute halten wird."

Dieser Einleitung des Herrn Verfassers sey es mir vergönnt, noch einige Worte als Vorbericht von meiner Seite hinzuzufügen. Gern mache ich die mir anvertraute, in mehr als einer Rücksicht Beachtung verdienende Arbeit in diesen Annalen bekannt, denn ihr Verfasser hat sich bestrebt, sie über das Gebiet pharmaceutischer Untersuchung zu erheben und in das Gebiet der physikalischen Chemie, also in den Kreis der Wissenschaft, welchem diese Annalen bestimmt sind, zu versetzen. Ich würde indess glauben, seinem Zu-

[58]

trauen nicht zu entsprechen, wenn ich die Ansicht, welche er, auf Versuche sich gründend, gefaſst hat, hier ganz unerörtert lieſse, und nicht in diesen einleitenden Zeilen wenigstens andeutete, warum ich ihr nicht ganz beistimmen kann. — Daſs die Säuren mit vielen Pflanzenkörpern wahre chemische Verbindungen eingehen, in denen sie so innig, wie in den neutralen Salzen gebunden sind, und mit ihnen Körper bilden, in welchen man die Gegenwart einer Säure früherhin schwerlich vermuthet hätte, haben uns die HH. Thenard und Chevreul durch ihre Untersuchungen über diese Verbindungen gelehrt. Herr Chevreul hat ferner durch sie und seine Arbeiten über die Hematine und den Indig es ziemlich auſser Zweifel gesetzt, daſs es weder einen *Gerbstoff* noch einen *Extrativstoff* giebt, und daſs, was insbesondere den letztern betrifft, die Eigenschaften, welche man demselben beigelegt hat, sehr verschiedenen, gröſstentheils noch nicht chemisch untersuchten Pflanzenkörpern zu kommen, die sich in den Pflanzen-Extracten befinden. Die Wichtigkeit dieser Arbeiten hatte mich bestimmt, sie in diesen Annalen frei bearbeitet zusammen zu stellen, und ich würde jeden, der sich mit chemischen Untersuchungen von extractartigen Pflanzenkörpern beschäftigen will, rathen, sich diese Untersuchungen des Herrn Chevreul zum Vorbilde zu nehmen, und sie zuvor aus meiner Bearbeitung derselben zu studiren, welches ihm manche Mühe ersparen dürfte. Herrn Sertürner scheinen diese Arbeiten nicht bekannt gewesen zu seyn *). Sie würden ihm seine Un-

*) Welches der Wichtigkeit ungeachtet, die auf sie in diesen Annalen gelegt wurde, sehr begreiflich wird aus dem undeutschen Sinn, der in vielen unserer litterarischen Unternehmungen vorwaltet, und ein Werk wie diese Annalen, auf das ein Deutscher vielleicht einigen Werth zu legen Ursach hätte, eher in den Hintergrund der Vergessenheit zu

[59]

tersuchung nicht nur erleichtert, sondern ihn wahrscheinlich auch bestimmt haben, mehrere Stellen, wo des sogenannten Extrativstoffs gedacht wird, anders zu fassen, und manches in seinen Ansichten von den beiden Körpern, mit deren Kenntniss er die Pflanzen-Chemie bereichert hat, ein wenig zu verändern. Ist, wie seine Versuche darzuthun scheinen, der das Opium charakterisirende Körper, sein *Morphium*, ein Pflanzenstoff, (d. h. ein solcher, der die Pflanzen-Mischung hat, und aus Kohlenstoff, Wasserstoff und Sauerstoff besteht), welcher seiner Natur nach, und nicht durch Verbindung mit einem Alkali, alkalisch reagirt, und sich mit allen Säuren zu leicht krystallisirbaren, den Neutralsalzen analogen Zusammensetzungen verbindet, — so werden durch ihn zwar unsere Begriffe von den alkalischen Eigenschaften und von den Körpern denen sie zukommen, erwei-

schieben, als das Gute, welches es enthält, gemeinnützig zu machen strebt. So z. B. ist in den zur Allgemeinen Litteraturzeitung gehörigen *Repertorium der Litteratur* nach Quinquennien von den Annalen nur der Titel enthalten, von den einzelnen Aufsätzen in ihnen aber gar keine Notiz genommen worden, während darin die einzelnen Aufsätze aus den allgem. geogr. Ephemeriden und einigen andern begünstigten Journalen aufgeführt sind; und doch besteht die neuere physikalische und chemische Litteratur hauptsächlich in der Kenntniss jener Aufsätze in den wissenschaftlichen Zeitschriften für diese Fächer. In dem *Allgem. Anzeiger der Deutschen* liest man manches über physikalische Gegenstände, man muss aber glauben, dass weder der Besitzer noch der Redacteur dieses deutsch-patriotischen Blattes je auch nur davon gehört haben, dass es deutsche Annalen der Physik giebt, die seit siebzehn Jahren ununterbrochen fortgehen, und gründliche Aufsätze fast über alle Materien enthalten, über welche dort hin und her gefragt wird und auf die

[60]

tert, wird aber doch, wie es mir scheint, die Klasse der Alkalien selbst nicht bereichert. Man würde nämlich, ungeachtet dieser Aehnlichkeit einiger seiner Eigenschaften mit denen der alkalischen und erdigen Basen, dennoch in dem Systeme der Chemie diesen Pflanzenkörper nicht zu ihnen versetzen und von den übrigen Pflanzenkörpern trennen dürfen, weil er nämlich mit diesen in allen andern charakteristischen Eigenschaften übereinstimmt, und sich von ihnen weder durch seine Verwandtschaft zu den Säuren, die auch vielen andern zukömmt, noch durch seine alkalische Reagenz (die saure Reagenz ist unter andern den ätherischen Oelen eigen, ohne dass diese deshalb Säuren sind) auf eine ausschliessliche Weise unterscheidet. Nicht von ein Paar Eigenschaften, die wir besonders herausheben, sondern von dem ganzen Verhalten eines Körpers hängt seine Stellung in der Ord-

den Belehrung Suchenden hinweisen, deutschen Sinn beurkunden würde. In Anzeigen ausländischer Gesellschaftsschriften und ihrer einzelnen Aufsätze wäre zu erwarten, angegeben zu sehen, welche in diesen Annalen auf deutschen Boden verpflanzt worden sind; dieses ist aber nur selten geschehen; und in einigen chemischen Schriften und Lehrbüchern scheint es selbst Absicht zu seyn, zu machen, als wären diese Annalen nicht in der Welt. Desto mehr finde ich mich den würdigen Männern verpflichtet, von welchen die umständliche Anzeige dieser Annalen in der Jenaischen Allgem. Litterat. Zeitung herrührt, und die wie Mayer in Göttingen, Schmidt in Giessen, und andere, in ihren Lehrbüchern der Naturlehre überall auf die Arbeiten in diesen Annalen hingewiesen haben, zu denen ein Deutscher leicht Zugang hat, welche Vieles bündiger als ausländische Schriften dargestellt enthalten, und die zu fördern und zu verbreiten, diejenigen am wenigsten unterlassen sollten, welche die Deutschheit als Panier vor sich her tragen. *Gilb.*

[61]

nung der Körper ab; und so wie keins der Merkmale der Säuren, den Säuren in aller Strenge zukömmt, und sie doch Säuren sind, so könnte auch das Morphium die alkalischen Eigenschaften besitzen, ohne dass wir es deshalb für eine alkalische oder erdige Basis anzuerkennen brauchten. Acidität und Alkalität lernen wir immer mehr als Eigenschaften kennen, welche keine Klassen-Abtheilung der Körper begründen können; und da wir seit Kurzem wissen, dass einige allgemein als Neutralsalze anerkannte Verbindungen, weder eine Säure noch eine salzbare Basis enthalten, so darf es uns auch nicht irre machen, wenn wir Salze auffinden, die aus Säuren und einem Körper bestehen, der seiner Mischung und Natur nach ein Pflanzenstoff ist.

Gilbert.

---

1. Das Morphium.

1. Acht Unzen trockenes Opium wurden zu wiederholten Malen mit geringen Mengen destillirten Wassers heiss digerirt, bis dieses davon nicht mehr gefärbt wurde. Die verschiedenen Flüssigkeiten gaben nach dem Abrauchen ein durchsichtiges Extract, welches beim Verdünnen mit Wasser sich stark trübte, und nur durch Hülfe der Wärme oder einer grössern Menge Wassers die Durchsichtigkeit wieder erhielt.

Das mit Wasser verdünnte Extract wurde noch warm mit Ammoniak übersättigt, worauf ein weissgrauer Körper niederfiel, der jedoch bald und grösstentheils die Krystallengestalt annahm, und durchscheinende Körner darstellte. Diese mit Wasser wiederholt gewaschen, bis sie dasselbe nicht

[62]

mehr färbten, ſind, wie die Folge dieſer Unterſuchung zeigt, der eigentlich wirkſame Beſtandtheil des Opiums, das *Morphium*, nur noch mit etwas Extractivſtoff und Mekonſäure verbunden.

2. Getrocknet wog dieſer aus lauter kleinen Körnern beſtehende Körper 16 Drachmen. Er wurde mit verdünnter Schwefelſäure bis zur ſchwachen Ueberſättigung behandelt, und aus dieſer Auflöſung durch Ammoniak von neuem gefällt, und dann wiederholt mit verdünntem Ammoniak digerirt, in der Abſicht den noch dabei befindlichen Extractivſtoff abzuſcheiden. Da dieſes aber hierdurch nicht ganz zu bewerkſtelligen war, ſo zerrieb ich den Niederſchlag zu einem zarten Staube, und digerirte ihn einige Male mit ſehr wenig Alkohol, welcher ſich ſehr dunkel färbte. Auf dieſe Weiſe erhielt ich gegen 8 Drachmen beinahe farbenloſes Morphium.

3. Das Morphium, welches ſich hierbei in dem Alkohol aufgelöſt hatte, wurde daraus durch Kryſtalliſation gewonnen, war aber nicht von Bedeutung. Der extractartige Körper, der ſich mit demſelben in den Alkohol, ſo wie in dem Ammoniakhaltigen Extractionen befand, war kein reiner Extractivſtoff, ſondern ein in Säuren leicht auflösliches, baſiſches Extractivſtoff-Morphium, welches im Waſſer ſchwer, in Alkohol aber leicht auflöslich iſt, und deſſen Extractivſtoff die Eiſenſalze grünlich färbt, zugleich aber auch auf dieſe vermöge des gegenwärtigen Morphiums zerſetzend wirkt,

[63]

und einen Theil des Oxyds abſcheidet. Da nun das reine Morphium aus ſeinen Auflöſungen in Säuren als ein zartes ſchimmerndes Pulver abgeſchieden wird, und ſeine eigentliche Kryſtallform die des Parallelepipedums mit ſchiefen Seitenflächen iſt, ſo ſchien es der Extractivſtoff zu ſeyn, der mit dem Morphium verbunden, ſeine eigenthümliche Form in die körnige, beinahe kubiſche, verwandelt. Dieſe Vermuthung wurde durch die Behandlung dieſes Körpers mit Ammoniak beſtätigt. Dieſes löſt einen Theil des Extrativſtoffs, der die Natur einer Säure hat, doch immer mit Morphium verbunden, auf, vermag ihn aber nicht ganz von demſelben zu trennen. Der Alkohol vollendet die Abſcheidung, und löſt den übrigen Extractivſtoff in Verbindung mit Morphium auf. Zwiſchen dem extractartigen Weſen, welches das Ammoniak und dem, welches der Alkohol aufnimmt, iſt ein auffallender Unterſchied. Erſteres iſt im Waſſer leichter auflöslich, weil es weniger Morphium enthält, als die durch den Alkohol erhaltene *braune* Subſtanz; in jener prädominirt der Extractivſtoff, in dieſer das Morphium, daher ſich auch jene durch eine Auflöſung des Morphium in Alkohol in den letztern harzähnlichen Körper verwandeln läſst, worin das Morphium die Vorhand hat, und gleichſam eine baſiſche Verbindung bildet. Das wäſsrige Opiumextract zerfällt im koncentrirten Zuſtande durch Ammoniak ſtets in dieſe beiden Verbindungen.

4. Das ſo behandelte Morphium löſte ich, um es ganz rein darzuſtellen, in Alkohol wiederholt auf und lieſs es kryſtalliſiren, wodurch ich es ganz farbenlos und in in ganz regelmäſsigen, horizontalliegenden Parallelepipeden mit ſchrägen Seitenflächen ſchön angeſchoſſen erhielt. Das nach Derosne durch Extraction des Opiums mit Alkohol kryſtalliſirbare Weſen, ſchieſst dagegen in prismatiſcher Form unter einem Winkel von 30 bis 40 Grad an, und röthet die Eiſenauflöſungen ſtark.

5. Das *reine Morphium* hat folgende *Eigenſchaften*. Es iſt farbenlos. In ſiedendem Waſſer löſt es ſich nur in geringer Menge auf, in Alkohol und Aether aber leicht, beſonders in der Wärme; dieſe Auflöſungen ſchmecken ſehr bitter, und es kryſtalliſirt aus ihnen in der genannten Form. Sowohl die geiſtigen als wäſsrigen Auflöſungen bräunen das empfindliche Rhabarberpigment, und zwar ſtärker als das der Curcumä, und machen das mit Säuren geröthete Lackmuspapier wieder blau; woran das angewendete Ammoniak keinen Antheil hat, indem das reine Morphium davon keine Spur enthält, wie im folgenden aus der Behandlung dieſes Körpers mit Aetzkali genugſam erhellen wird *). Es löſt ſich in den Säuren, womit ich es in Berührung brachte, ſehr leicht auf, und ſtellt mit ihnen eige-

*) Bei der beſondern Eigenſchaft des Morphiums und des ſauren Extractivſtoffs mit aciden und mit baſiſchen Subſtanzen vielfache Verbindungen zu geben, enthielten die Derosni'ſchen Präcipitate bald Ammoniak, bald Kali. *Sert.*

ne völlig neutrale Verbindungen dar, welche eine Reihe merkwürdiger *Salze* bilden. Von diesen zeige ich hier folgende an:

Das *halb-kohlensaure Morphium* (*Morphium subcarbonicum*) erzeugt sich durch bloſse Berührung des Morphiums mit Kohlensäure, und durch Zersetzung seiner Auflösung mit halb-kohlensaurem Kali; es ist leichter auflöslich im Wasser als das Morphium; die Krystallform habe ich nicht untersuchen können. — Das *kohlensaure Morphium* krystallisirt in kurzen Prismen. — Das *essigsaure Morphium* krystallisirt in zarten Strahlen, und ist sehr leicht auflöslich. — Das *schwefelsaure Morphium* (*Morphium sulphuricum*) krystallisirt in zweigförmig verästeten Strahlen, und ist eben so auflöslich. — Das *salzsaure Morphium* (*Morphium muriaticum*) schieſst federartig an, wobei man jedoch die strahlenförmige Gruppirung häufig vorfindet; es ist bedeutend schwerer auflöslich als die übrigen Morphiumsalze; und gerinnt, wenn man es zu weit abgeraucht hat, beim Erkalten plötzlich zu einer glänzenden, silberweiſsen, federartigen Salzmasse. — Das *salpetersaure Morphium* (*Morphium nitricum*) gruppirt sich in Strahlen, welche aus einem gemeinschaftlichen Mittelpunkt nach allen Seiten hin sich verbreiten. — Das *mekonsaure Morphium* (*Morphium meconicum*) habe ich nicht dargestellt; das *Morphium sub-meconicum* aber krystallisirt prismatisch, so wie es aus dem mit Wasser extrahirten Opium durch Alkohol erhalten

[66]

wird; es iſt für ſich ſchwer auflöslich, daher bedarf es viel Waſſer, wenn man den Rückſtand des Opiums ganz davon befreien will. — Das *weinſteinſaure Morphium* (*Morphium tartaricum*) welches in Prismen veräſtet kryſtalliſirt, hat in ſeiner Geſtalt mit dem vorigen viele Aehnlichkeit.

Dieſe verſchiedenen *Salze* des Morphiums ſcheinen ſehr ſchädlich zu ſeyn, denn nach dem jedesmaligen Schmecken fühlte ich einen Schmerz im Kopfe. Sie ſind eher leicht als ſchwer auflöslich im Waſſer, und faſt alle von glimmerartigem Glanze, und wie es ſcheint zum Verwittern geneigt.

In der Reihe der ſalzfähigen Grundlagen würde das Morphium gleich nach dem Ammoniak zu ſtehen kommen, indem es von dieſem überall aus ſeinen Verbindungen getrennt wird. Es ſchlieſst gleichſam die Reihe der Alkalien, und unterſcheidet ſich von den mächtigern Alkalien, dem Kali, Natron und Ammoniak blos durch ſeine geringere Mächtigkeit, ſonſt würde es ſich wie dieſe mit den oxydirten Oehlen etc. zu Seifen etc. verbinden. Es hat eine geringere Neigung zu den Säuren wie das Ammoniak, und ſogar wie die Magneſia. Es ſcheidet aber die mehrſten Metalloxyde aus ihren Verbindungen mit Säuren, und z. B. das Eiſen aus der Schwefel-, Salz- und Eſſigſäure. Es zerſetzt einige Queckſilber-, Blei- und Kupferſalze. Das eſſigſaure Kupfer verliert dadurch ſeine grüne Farbe und bildet damit, wie mit dem Ammoniak, wahrſcheinlich eine dreifache Verbindung. Es zieht aus der Atmoſphäre Kohlenſäure an, verbindet ſich mit dem Extractivſtoff, wie die übrigen ſalzfähigen Grundlagen, und bildet damit, je nachdem dieſe verſchieden ſind, verſchiedene Verbindungen.

Das Morphium *ſchmelzt* in geringer Wärme leicht, und ſieht in dieſem Zuſtande dem geſchmolzenen Schwefel ſehr ähnlich; beim Erkalten kryſtalliſirt es gleich wieder. Es *verbrennt* lebhaft, und liefert in verſchloſſenen Gefäſsen durch den Wärmeſtoff ein feſtes, ſchwärzliches, harzartiges Weſen von eigenthümlichem Geruch. Mit dem Schwefel verbindet es ſich in der Wärme, wird aber in dem Augenblicke zerſtört, wobei ſich Schwefel-Waſſerſtoffſäure bildet. — Die Beſtandtheile des Morphiums habe ich aus Mangel an Zeit nicht genau beſtimmen können; ſie ſind wahrſcheinlich Sauerſtoff, Kohlenſtoff und Waſſerſtoff, vielleicht auch Stickſtoff *). Eine galvaniſche Säule brachte ſelbſt in Verbindung mit einem Queckſilberkügelchen keine merkliche Wirkung in dem Morphium hervor; doch ſchien das kreiſende Queckſilberkü-

*) Ich habe einen, in der Chemie erfahrnen jungen Mann, Herrn Lange, erſucht, das weitere Verhalten dieſes merkwürdigen Körpers gegen Säuren u. ſ. w. zu verfolgen, und hoffe, daſs er Reſultate erhalten wird, welche auf die übrigen ſalzfähigen Baſen einiges Licht werfen dürften, zumal da das Morphium Kohlenſtoff enthält, welchen wir in keiner andern Salzbaſis vorausſetzen können. Zugleich wird derſelbe auch einige mekonſaure Salze näher beſchreiben.

Sertürner.

[68]

gelchen lich vergrölsert und leine Conliltenz verändert zu haben.

2. Wirkungen des Morphiums auf den menfchlichen Körper.

6. Die merkwürdiglte Eigenfchaft des Morphiums ift die Wirkung, welche der Genufs delfelben in Thieren hervorbringt. Um fie mit Zuverläffigkeit zu beftimmen, habe ich mich felbft zu den Verfuchen hergegeben, auch einige andere Perfonen dazu beredet, weil Verfuche mit Thieren zu keinem richtigen Refultat führen. Ich halte es für Pflicht, auf die fürchterliche Wirkung diefes neuen Körpers vorzüglich aufmerkfam zu machen, um möglichen Unglücksfällen vorzubeugen; denn es ift fogar öffentlich behauptet worden, man habe diefes Mittel mehrere Perfonen in ziemlich grolser Menge genielsen laffen, ohne einen Erfolg davon zu fehen. War das, was in diefen Fällen genoffen worden ift, wirklich Morphium, fo geht daraus hervor, dafs diefe Subftanz vom Magenfafte nicht aufgelöft wird. Meine frühern Erfahrungen, die man nicht gekannt zu haben fcheint, hatten mich fchon veranlalst, ausdrücklich zu verlangen, dafs man diefes Mittel nie anders als in Alkohol oder in wenig Säure aufgelöft gebe, weil es im Waffer fchwer auflöslich ift, und daher auch ohne demfelben in dem Magen nicht aufgelöft werden dürfte.

Um meine frühern Verfuche ftreng zu prüfen, bewog ich drei Perfonen, von denen keine über 17 Jahre alt war, zugleich mit mir Morphium einzu-

[69]

nehmen; gewarnt durch die damaligen Wirkungen, gab ich aber einem jeden nur ½ Gran in ½ Drachme Alkohol aufgelöſt, und mit einigen Unzen deſtillirtem Waſſer verdünnt. Eine allgemeine Röthe, welche ſogar in den Augen ſichtbar war, überzog das Geſicht, vorzüglich die Wangen, und die Lebensthätigkeit ſchien im Allgemeinen geſteigert. Als nach ½ Stunde nochmals ½ Gran Morphium genommen wurde, erhöhte ſich dieſer Zuſtand merklich, wobei eine vorübergehende Neigung zum Erbrechen und ein dumpfer Schmerz im Kopfe mit Betäubung empfunden wurde. Ohne daſs wir den vielleicht ſchon ſehr übeln Erfolg abwarteten, wurde von uns nach ¼ Stunde noch ½ Gran Morphium als grobes Pulver unaufgelöſt, mit 10 Tropfen Alkohol und ½ Unze Waſſer verſchluckt. Der Erfolg war bei den drei jungen Männern ſchnell und im höchſten Grade entſchieden. Er zeigte ſich durch Schmerz in der Magengegend; Ermattung und ſtarke an Ohnmacht gränzende Betäubung. Auch ich hatte daſſelbe Schickſal; liegend gerieth ich in einen traumartigen Zuſtand, und empfand in den Extremitäten, beſonders den Armen, ein geringes Zucken, das gleichſam die Pulsſchläge begleitete.

Dieſe merklichen Symptome einer wirklichen Vergiftung, beſonders der hinfällige Zuſtand der drei jungen Männer flöſste mir eine ſolche Beſorgniſs ein, daſs ich halb bewuſstlos über eine Viertelbouteille (6 bis 8 Unzen) ſtarken Eſſig zu mir

[70]

nahm, und auch die übrigen dies thun ließs. Hiernach erfolgte ein so heftiges Erbrechen, daſs einige Stunden darauf einer von äuſserst zarter Constitution, dessen Magen bereits ganz ausgeleert war, sich fortdauernd in einem höchst schmerzhaften, sehr bedenklichen Würgen befand. Es schien mir, daſs der Essig dem Morphium diese heftige, nicht aufhörende, brechenerregende Eigenschaft ertheilt habe. In dieser Voraussetzung gab ich ihm kohlensaure Magnesia ein, welcher sogleich das Erbrechen wich. Die Nacht ging unter starkem Schlaf vorüber. Gegen Morgen stellte sich zwar das Erbrechen wieder ein, es hörte aber nach einer starken Portion Magnesia sogleich auf. Mangel an Leibesöffnung und Eſslust, Betäubung, Schmerzen in dem Kopfe und Leibe verloren sich erst nach einigen Tagen.

Nach dieser wirklich höchst unangenehmen eigenen Erfahrung zu urtheilen, wirkt das Morphium schon in kleinen Gaben als ein heftiges *Gift*. Seine Salze mögen noch stärkere Wirkungen besitzen. Den heftigen Erfolg des zuletzt genommenen halben Grans Morphium schreibe ich dem konzentrirten Zustande zu, in welchem es auf den Magen wirkte, weil es als ein gröbliches Pulver in demselben ankam, und erst hier aufgelöst wurde. Ich rathe daher beim Gebrauche des Morphiums die hieraus hervorgehenden Regeln zu berücksichtigen, und mit den Morphiumsalzen eben so vorsichtig zu ſeyn, und beſonders nicht zu wenig Waſſer als Verdünnungsmittel nehmen zu laſſen.

Da keiner der übrigen Beſtandtheile des Opiums Wirkungen, wie die hier beſchriebenen, beſitzt, ſo beruhen wahrſcheinlich die wichtigen mediciniſchen Wirkungen das Opiums auf die des reinen Morphiums, welches ich den Aerzten zu prüfen überlaſſen muſs. Bisher haben ſie es immer nur mit dem mekonſauren Salze des Morphiums zu thun gehabt. Auch dürfen wir von den verſchiedenen Morphiumſalzen mit Wahrſcheinlichkeit verſchiedene Heil-Wirkungen in Krankheiten erwarten. So viel kann ich aus eigener Erfahrung bezeugen, daſs ſehr heftiges Zahnweh, welches nach Anwendung des Opiums nicht weichen wollte, durch eine Auflöſung des Morphiums in Alkohol gleich gehoben wurde, obgleich dieſer nicht ſtark damit geſchwängert war. Daſs die Wirkungen der verſchiedenen Salze des Morphiums verſchieden ſind, urtheile ich nach dem, was mir das bloſse Schmecken zu bewirken ſchien. Weil das mekonſaure Morphium, welchem das Opium ſeine Wirkung verdankt, in Waſſer nicht leicht auflöslich iſt, ſo muſs zu den Opiumtinkturen nicht allein ſtets bloſser Alkohol angewandt werden, ſondern dieſe Flüſſigkeiten müſſen auch nie ſehr erkalten, weil ſich in dieſem Falle Morphium mit etwas flüſſigem Harze, Extractivſtoff und Mekonſäure verbunden ausſcheidet, und dieſes Mittel daher bei ſtarker Kälte ſchwächer als in mäſsiger Wärme gefunden wird. Es wäre zu

[72]

wünschen, daſs dieſer Gegenſtand recht bald von einſichtsvollen Aerzten einer nähern Prüfung unterworfen werden möchte, weil das Opium eins unſerer wichtigſten Arzneimittel iſt.

3. Die Mekonſäure oder Opiumſäure.

7. Ich glaube nun den einen Beſtandtheil des Opiums, das Morphium, hinreichend charakteriſirt und gezeigt zu haben, daſs meine frühere Meinung über die Natur dieſes Körpers gegründet war, und kehre daher zu den §. 3. zurück, um die Flüſſigkeit, woraus das Morphium durch Ammoniak geſchieden worden war, näher zu unterſuchen.

Wird ſie bis zur Syrupsdicke abgeraucht, ſo ſetzt ſich aus ihr etwas Morphium ab, in regelloſen Kryſtallen. Ammoniak bildete in ihr einen Niederſchlag, welcher gröſstentheils aus Morphium beſtand, ſich aber, wenn das Ammoniak durch Wärme verflüchtigt wurde, in dem Extractivſtoff wieder auflöſte. Dieſer Extractivſtoff hat zwar den Charakter der Acidität, kann aber doch das Ammoniak, wegen deſſen Flüſſigkeit, in hoher Temperatur nicht zurück halten, und vereinigt ſich in dieſer erhöhten Temperatur wieder mit dem ſchwächern Morphium zu Extractivſtoff-Morphium, welches wir gleich werden näher kennen lernen. Nachdem auf dieſe Art, durch überſchüſſig zugeſetztes Ammoniak und durch Filtriren, etwas Morphium aus dem Opium-Extract geſchieden worden war, wurde dieſer Extract mit deſtillirtem Waſſer verdünnt und durch Erhitzen von dem Ammoniak befreiet, und dann ſo lange mit einer Auflöſung des ſalzſauren Baryts behandelt, bis kein Niederſchlag mehr erfolgte. Dieſer Niederſchlag wog, nachdem er mit deſtillirtem Waſſer abgewaſchen, und mit möglichſter Vorſicht getrocknet worden war, gegen 6 Drachmen. Er iſt eine im Waſſer ſchwer auflösliche vierfache Verbindung aus Baryt, Morphium, Mekonſäure und Extractivſtoff.

8. Ich ſuchte durch Alkohol das Morphium und den Extractivſtoff von einander zu trennen, und dann durch gelindes Digeriren mit einer dem Baryt ungefähr entſprechenden Menge verdünnter Schwefelſäure, und durch Abſpülen und Filtriren des entſtandenen ſchwefelſauren Baryts, in der Flüſſigkeit die Mekonſäure geſondert und allein darzuſtellen. In der That ſchoſs, nachdem ich dieſe Flüſſigkeit zur Kryſtalliſation gebracht hatte, die *Opium*- oder *Mekon-Säure* aus ihr in regelloſen Formen an, und hierbei gab ſie eher leichte als ſchwere Auflöslichkeit zu erkennen, wie ich es in meiner erſten Abhandlung geſagt habe. Da ſie aber gefärbt war, ſo unterwarf ich ſie einer Sublimation. Sie ſchmelzte zuerſt in ihrem Kryſtalliſationswaſſer, und ſublimirte ſich dann in ſchönen langen Nadeln. In dieſem Zuſtande war ſie ohne Farbe, von ſaurem Geſchmack, beſaſs alle übrigen Eigenſchaften der ſtarken Säuren, und zeichnete ſich durch ihre groſse Neigung zum Eiſenoxyd aus, welches ſie im ſalzſauren oxy-

[74]

dirten Eisen mit schöner *kirschrother* Farbe anzeigte, auch wenn die Salzsäure in grossem Uebermaass, jedoch verdünnt, vorhanden war. Nur zeigte sie das Eisen im blausauren Eisenkali nicht an, wie ich das früher behauptet hatte, wahrscheinlich dadurch getäuscht, dass ich es mit zu sehr gefärbter Säure zu thun gehabt hatte, und daher die Farbenveränderung nicht deutlich bemerken konnte. Leider zersprang mir während der Sublimation die Geräthschaft, und mein ohnehin kleiner Vorrath von Säure wurde dadurch noch verringert; daher ich die *Salze*, welche sie darstellt, nicht genau bestimmen kann. Nur gleichsam im Vorbeigehen sah ich ein saures Salz, welches sie mit *Kalk* darstellt; es krystallisirt in Prismen, ist schwer auflöslich, und scheint von der Schwefelsäure nicht völlig zersetzt zu werden, zeigt also eine sehr grosse Neigung der Mekonsäure zum Kalke an, so wie überhaupt diese Säure eine grosse Mächtigkeit besitzt.

Der Genuss der Mekonsäure hatte nicht die geringste Folge, obgleich ich 5 Gran davon zu mir genommen habe. An der Wirkung, welche das Opium auf die animalischen Verrichtungen äussert, hat sie daher keinen Antheil; höchstens mag sie dieselben mildern, welches, wie bekannt, alle Säuren thun, auch das Opium im Wasser auflöslicher machen. Diese Wirkung der Säuren scheint sich daraus erklaren zu lassen, dass sie sich mit dem Morphium zu einem Salze mit überschüssiger Säure

[75]

verbinden; doch sehen wir, daſs die übrigen salzfähigen Grundlagen oft in Verbindung mit Säuren nachtheiliger für das thierische Leben sind, als die Grundlage selbst, und es wäre möglich, daſs bei mehreren Morphiumsalzen dasselbe statt fände.

So ist also durch diese Versuche die Wirklichkeit der Opiumsäure oder Mekonsäure auſser allen Zweifel gesetzt, so wie auch, daſs sie in der angegebenen Gabe ganz unschädlich ist.

9. Die Flüssigkeit, aus der ich das Morphium und die Opiumsäure geschieden hatte, war sowohl durch salzsaures oxydirtes Eisen geröthet, als von Schwefelsäure getrübt. Um sie näher kennen zu lernen, rauchte ich sie bis zur Syrupsdicke ab. Beim Erkalten schossen 40 Gran eines schwer auflöslichen Salzes in prismatischer Form an, welches, nachdem es durch Alkohol von einem geringen Theil Morphium befreit worden war, (der sich im Wasser mit aufgelöst und aus diesem zugleich mit abgeschieden hatte,) mit Schwefelsäure behandelt, schwefelsaurem Baryt und Opiumsäure gab, also *opiumsaurer Baryt* war.

4. Die übrigen im Wasser auflöslichen Bestandtheile.

10. Da der Alkohol aus dem Salze so äuſserst wenig Morphium ausgezogen hatte, so glaubte ich dieses vom Extractivstoff zurückgehalten. In der That setzten sich aus dem verdünnten Extracte, woraus der opiumsaure Baryt sich abgeschieden hat-

[76]

te, nachdem er mit Waſſer verdünnt und bis zur Syrupsdicke abgeraucht worden war, gegen 30 Gr. einer körnigen Maſſe ab, die ich für *Extractivſtoff-Morphium* erkannte, und welche ſich bis auf einen unbedeutenden Rückſtand opiumſauren Baryts in Alkohol auflöſte. In der Meinung, den Extractivſtoff rein zu haben, erſuchte ich einen meiner Schüler gegen 10 Gran davon nach und nach einzunehmen; er muſste ihn aber durch Erbrechen bald wieder von ſich geben. Auch bewirkte eine geringe Menge von Ammoniak eine Trübung, welche verſchwand, ſo bald das Ammoniak durch Wärme verjagt wurde. Ich habe dieſes mehrere Male wiederholt. *Das, was ſich in der Kälte durch Ammoniak ausſchied*, verhielt ſich wie Morphium; und beim Verflüchtigen des Ammoniaks trat dieſes wieder zu dem Extractivſtoff.

Dieſes Verhalten beſtimmte mich, das Extract von Neuem in Waſſer aufzulöſen. Als es ſich wie gewöhnlich trübte, lieſs ſich durchs Filtriren ein wenig Niederſchlag ſammeln; er verhielt ſich wie Morphium mit vielem Extractivſtoff, denn er löſte ſich in Alkohol auf, und es zeigten ſich deutlich Spuren des kryſtalliſirten Morphiums. Als ich aber Ammoniak im Uebermaaſs zuſetzte, wurde die Trübung ſehr ſtark, und beinahe die ganze Maſſe gerann zu einem dehnbaren, *harzähnlichen Körper*, welcher auf eine ganz gleiche Art, als Opiumextract, doch nicht ſo heftig (zu 5 bis 6 Gran genommen), wirkte. Dieſer ſonderbare,

[77]

einem weichen Harze ähnliche Körper war im kalten Waſſer ſchwer auflöslich, zerſetzte die Metallſalze gleich dem Morphium, löſte ſich leicht auf in Säuren, indem er ſie abſtumpfte, und lieſs nach mehrmaliger Präcipitation durch Ammoniak, wobei jedesmal viel aufgelöſt blieb, einen grauen Körper zurück, welcher zwar gröſstentheils aus Morphium beſtand, doch aber immer noch viel Extractivſtoff enthielt. Ich verſuchte durch Präcipitiren mit baſiſchem eſſigſaurem Blei *) den Extractivſtoff und das Morphium zugleich zu fällen, und letzteres durch Digeriren mit Alkohol von dem erſtern zu trennen, allein ich erhielt nur etwas durch Extractivſtoff gefärbtes Morphium, das Uebrige ſchien eine dreifache Verbindung eingegangen zu ſeyn. Denn als ich das Bleipräcipitat durch Schwefelſäure zerlegte, zeigte der Extract immer noch, obſchon ſchwächer, ſeine nachtheiligen Wirkungen, die baſiſche Natur, und eine Spur jener harzigen Subſtanz, wenn Ammoniak zugeſetzt wurde. Das Morphium beſitzt alſo zu dem hier vielleicht ſehr oxydirten Extractivſtoff eine groſse Neigung, und es giebt verſchiedene Verbindungen beider mit einander; die, welche am meiſten Morphium enthält, ſcheint die Kryſtalle in §. 1. erzeugt zu haben; die mit dem mehrſten Extractivſtoff aber als

*) *Plumbum ſub-aceticum ſolubile:* man vergleiche hiermit meine Bemerkungen über die 4 Arten des eſſigſauren Bleies am ang. Orte. *Sert.*

[78]

Harz aus dem von ſeiner Säure, und dem in ihr aufgeloſten Morphium, geſchiedenen Opiumextracte durch Ammoniak gefällt zu werden. Obgleich der oxydirte Extractivſtoff hier gleichſam im Uebermaſs mit dem Morphium verbunden iſt, ſo behielt die Verbindung doch den Hauptcharakter des Morphiums, nämlich ſchwere Auflösbarkeit im Waſſer, leichte in Alkohol und Säuren, das Vermögen die Säuren zu neutraliſiren, und die beſondere Eigenſchaft, durch Ammoniak, das ſich mit dem Uebermaſs von Extractivſtoff verbindet, welchen es im Waſſer auflöslich erhielt, abgeſchieden zu werden. Der Extractivſtoff, welcher an das Ammoniak tritt, enthält jedoch auch noch Morphium. Ich geſtehe, daſs ich es hätte weiter unterſuchen ſollen, um vielleicht durch Aether, rectificirtes Terpenthinöhl, oder abſoluten Alkohol das Morphium ganz zu trennen.

Man kann auch ein *künſtliches Extractivſtoff-Morphium* darſtellen, wenn man Morphium in Alkohol auflöſt und mit dem Extractivſtoff einer andern Subſtanz behandelt. Es iſt ganz dem Charakter des Morphiums und dem des Extractivſtoffs angemeſſen ſich zu verbinden, da erſteres den baſiſchen, und letzterer den aciden Charakter beſitzt.

5. Im Waſſer unauflösliche Beſtandtheile.

11. Es waren nun noch die im Waſſer unauflöslichen Beſtandtheile des Opiums zu unterſuchen. Ich hatte jedoch das Opium mit Waſſer nicht lange

[79]

genug extrahirt, vermuthete daher in dem Rückstande des mit Wasser extrahirten Opiums (§. 1.) noch Morphium und Opiumsäure, und digerirte ihn wiederholt mit ½ Unze gewöhnlicher verdünnter Salzsäure, und einer hinreichenden Menge Wasser. Zuletzt wurde die Flüssigkeit filtrirt und mit Ammoniak versetzt. Außer dem, was in der nicht unbeträchtlichen Menge Flüssigkeit aufgelöst blieb, erhält ich gegen 2 Drachmen Morphium verbunden mit vielem Extractivstoff und einer besondern pulverichten Substanz. Das überschüssige Ammoniak wurde hierauf durch Wärme verjagt. Die filtrirte und mit salzsaurem Baryt behandelte Flüssigkeit gab beim Abrauchen eine geringe Menge opiumsauren Baryt.

12. Der durch Wasser und Salzsäure von Extractivstoff, Morphium und Opiumsäure befreite, nicht spröde, sondern beinahe teigartige Rückstand wog 1 Unze und 5 Drachmen. Er wurde sehr oft mit Alkohol digerirt, bis endlich dieser sich nicht mehr färbte, und dann wurde der Alkohol nach Zusetzen von etwas Wasser vorsichtig abdestillirt. Es blieb eine *braune*, flüssige, in Alkohol schwer auflösliche, *balsamartige Substanz* auf dem Wasser schwimmend zurück. Sie besaß den eigenthümlichen Geruch der in Rauch getrockneten Fische, brannte mit Rußabsetzender Flamme, schmeckte fettartig und hatte keine merkliche Wirkung, selbst bis zu 20 Gran genommen, weder auf mich noch auf einige andere Personen. Ein kleines Hündchen

erhielt ſogar mehrere Drachmen davon mit Brod, ließs ſich aber fortdauernd ſein Futtergut ſchmecken. Die eine Hälfte dieſes Rückſtandes digerirte ich mit friſch rectificirtem *Terpenthinöhl*, die andere mit *Schwefeläther*, und von beiden erhielt ich, nachdem die Auflöſungsmittel abdeſtillirt waren, ſehr weiches dehnbares Federharz (?), welches, zumal das, was mit Terpenthinöhl erhalten wurde, noch etwas von der balſamartigen Subſtanz zu enthalten ſchien.

Noch habe ich den von allen auflöslichen Theilen befreieten Rückſtand des Opiums mit verdünnter *Schwefelſäure* digerirt, und ihn dadurch in eine ſchleimartige Subſtanz verwandelt.

5. Reſultate, welche die Behandlung des Opiums mit kaltem Waſſer darbietet.

13. Da der Einfluſs der Wärme an meinen Reſultaten Antheil haben konnte, auch durch das Vorige noch nicht alles aufgeklärt war, was Derosne vom Opium ſagt, ſo änderte ich meine Unterſuchung folgendermaſsen ab: Es wurden 1000 Gran gepulvertes Opium wiederholt mit ſehr kleinen Mengen *kaltem* deſtillirtem *Waſſer* in einer porcellainenen Schale zuſammengerieben, und nach Verlauf von einigen Stunden wurde das Waſſer durch Muſſelin gegoſſen und das Opium jedesmal ſtark ausgedrückt, und dieſes ſo lange fortgeſetzt, bis das Waſſer nicht mehr gefärbt wurde. Die ſehr verdünnte Extraction gab gelinde abgeraucht ein

von dem Vorigen verſchiedenes Extract; denn es wurde durch Zuſatz von Waſſer nicht getrübt. Ammoniak und Eiſenſalze zeigten aber darin, ſo wie in jenen, die Gegenwart des opiumſauren Morphiums. Da dieſes die Pflanzen-Pigmente merklich röthet, ſo halte ich es für eine überſäuerte Verbindung dieſer beiden neuen Körper. Durch Alkohol habe ich vergebens verſucht dieſes Salz zu zerlegen, der Extractivſtoff löſte ſich ebenfalls in ihm auf.

14. Der mit kaltem Waſſer extrahirte Rückſtand wurde mit wenig *Waſſer* ½ Stunde lang *gekocht*, dann heiſs durchgedrückt und filtrirt. Die Flüſſigkeit trübte ſich beim Erkalten ſehr, wurde wie ein Dekokt der Chinarinde, ohne doch ſehr gefärbt zu ſeyn, und reagirte als baſiſches mekonſaures Morphium mit wenig Extractivſtoff verbunden. Es ſetzte ſich dieſer Körper an den Wänden des Glaſes als eine bräunliche Maſſe ab, woraus nach einiger Zeit prismatiſche Kryſtalle von opiumſauren Morphium ſich erzeugten.

15. Auf das, was von dem heiſsen Waſſer nicht angegriffen wurde, goſs ich ſo viel *Alkohol*, daſs er es kaum bedeckte, und lieſs ihn ſtark damit digeriren. Die braune, heiſsfiltrirte Flüſſigkeit gab beim allmähligen Erkalten bis auf + 4° R., das dem von Derosne beſchriebene ähnliche, ſtrahlenförmig kryſtalliſirte Salz, welches auf durch Säuren geröthetes Lackmuspapier als Morphium,

[82]

und auf die Eisensalze als Opiumsäure nur schwach reagirte. Gleichzeitig wurde auf dem Boden des Gefässes eine gefärbte Substanz abgesetzt, welche in Alkohol aufgelöst und krystallisirt, etwas von dem eben beschriebenen *basischen* opiumsauren Morphium gab, und einen Rückstand liess, der in Wasser beinahe gar nicht, in Essig aber leicht auflösliches *Extractivstoff-Morphium*, mit etwas von der *balsamartigen Substanz* vermischt, enthielt. Das Extractivstoff-Morphium unterscheidet sich hierdurch charakteristisch von den Harzen, wie auch dadurch, dass sich der Extractivstoff daraus nur mit Schwierigkeit darstellen lässt. Das Ammoniak nimmt daraus mit weniger Morphium verbundenen Extractivstoff auf, und macht ihn noch schwerer in Wasser auflöslich; dem Alkohol tritt er Morphium ab. — Als der Rückstand noch einmal, wie zuvor, mit Alkohol behandelt wurde, erhielt ich eine gefärbte Auflösung, welche vom Wasser getrübt und von Essigsäure nicht wieder klar wurde; ein Beweis, dass diese Trübung von aufgelöstem *Oehle* herrührte. Die Auflösung enthielt von der vorigen Verbindung so wenig, dass sie kaum bitter schmeckte.

16. Wir sehen hieraus, dass das kalte Wasser das opiumsaure Morphium, wie es scheint, mit etwas Säure-Ueberschuss, und grösstentheils den Extractivstoff aufnimmt, und basisches im Wasser schwer auflösliches opiumsaures Morphium mit et-

was Extractivſtoff zurückläſst, welches in der Wärme vom Alkohol leicht aufgelöſt wird, beim Erkalten aber gröſstentheils ſich kryſtalliniſch wieder abſcheidet, und eine Spur Mekonſäure als eine Verbindung mit Morphium und Extractivſtoff zurückläſst.

6. Reſultate.

17. Das rohe Opium, ſo wie es im Handel vorkommt, beſteht auſser den fremden Beimiſchungen und einigen, hier zwar nicht berückſichtigten, aber in meiner frühern Unterſuchung erwähnten Subſtanzen, aus *ſäuerlichem opiumſaurem Morphium*, welches durch Behandlung mit kaltem Waſſer in *baſiſches* ſchweraufläsliches und in *ſaures* leicht auflösliches opiumſaures Morphium zerfällt, und ſich in dieſem auflöſt; vorausgeſetzt, daſs das Röthen des Lackmuspapiers nicht von einer andern beigemiſchten Pflanzenſäure herrührt. Der *Extractivſtoff* wird hier, wie das Morphium in zwei Theile getrennt; ein Theil, welcher als frei betrachtet werden kann, löſt ſich in dem kalten Waſſer auf; der andere wahrſcheinlich mehr oxydirte Theil, bleibt mit dem baſiſchen Morphiumſalze zurück, und dieſes zerfällt durch Digeſtion mit Alkohol und Kryſtalliſation in baſiſches opiumſaures Morphium und in *Extractivſtoff-Morphium*, eine braune, im Waſſer beinahe unauflöslilche, in Säuren aber leicht auflösliche Subſtanz.

F 2

[84]

Das heiſse Waſſer löſt dagegen aus dem Opium neben dem Extractivſtoff und dem ſäuerlichen opiumſauren Morphium zugleich etwas mehr Morphium als das kalte Waſſer auf, welches beim Erkalten ſich in Verbindung mit etwas Opiumſäure und Extractivſtoff ausſcheidet.

Die flüſſige *balſamartige Subſtanz*, ſo wie die übrigen Beſtandtheile des Opiums bedürfen in ärztlicher Rückſicht keiner weitern Erwägung, da ſie ſowohl im Waſſer als ſelbſt im Alkohol faſt unauflöslich ſind.

Es iſt daher ein groſser Unterſchied zwiſchen dem mit heiſsem und kaltem Waſſer bereiteten *Opiumextract.* Letzteres wirkt weit heftiger als erſteres. Die *Opiumtinkturen* müſſen unabänderlich mit bloſsem Alkohol zubereitet werden, weil in dieſem nur die genannten Verbindungen auflöslich ſind. Ihre Aufbewahrung darf nicht an Orten geſchehen, wo die Temperatur ſich dem Gefrierpunkte nähert, weil ſich in dieſem Falle von dem Morphiumſalze vieles ausſcheidet. Ein Zuſatz von etwas Eſſigſäure würde dieſe Hinderniſſe heben, wenn es erwieſen wäre, daſs das eſſigſaure Morphium eben ſo wie das Opium, oder opiumſaure Morphium wirkt *).

*) Das mit deſtillirtem Waſſer aus den hier wachſenden *Mohnkapſeln* bereitete Extract gab mit Ammoniak behandelt keine Spur von Morphium, ſelbſt dann nicht, wenn bei Berei-

[85]

7. *Nachtrag.*

Die vorige Abhandlung war schon geschrieben, als ich noch Gelegenheit hatte, Nachstehendes zu beobachten, wodurch dieser verwickelte Gegenstand völlig aufgeklärt und uns zugleich eine zweckmäſsige Methode an die Hand gegeben wird, das neue Pflanzen-Alkali und die damit verbundene Opiumsäure ohne Mühe darzustellen, welches um so willkommener seyn muſs, da das Morphium und seine Salze das Opium höchst wahrscheinlich bald verdrängen werden.

1. Man nehme 8 Unzen gepulvertes Opium, reibe es, ohne es zu erwärmen, mit 2 bis 3 Unzen konzentrirter Essigsäure und etwas destillirtem Wasser zu einem zarten Brei, verdünne solchen nachher mit 2 bis 3 Pfund kalten Wassers, und trenne die Flüssigkeit durch feines Linnen vom Rückstande, welchen man einige Male mit etwas Wasser nachwaschen kann. Diese wenig gefärbte Auflösung enthält essigsaures und opiumsaures Morphium, eine Spur Extractivstoff-Morphium und neutralen freien Extractivstoff.

2. Man fälle aus ihr durch ätzendes Ammoniak das *Morphium*, und rauche die Flüssigkeit bis zum vierten oder fünften Theile ab, scheide sie nach dem Erkalten

tung des Extracts etwas Essigsäure zugesetzt war. Diese Pflanze scheint das Morphium als Extractivstoff-Morphium zu enthalten. Von Mekonsäure fand ich keine Spur. Ersteres stehet im Widerspruche mit den Resultaten, welche andere wollen erhalten haben. *Sert.*

[86]

durch ein Filtrum von dem abgeschiedenen Morphium, und fälle daraus durch eine hinreichende Menge essigsauren Baryts, *opiumsauren* Baryt. Alsdann rauche man die Flüssigkeit bei gelinder Wärme bis zur Trockne ein, wobei sich noch etwas opiumsaurer Baryt abscheidet, und reinige durch absoluten Alkohol das erhaltene Extract von den essigsauren Salzen. Man erhält so den *neutralen Extractivstoff* beinahe ganz rein; er ist ohne alle nachtheilige Wirkung, denn ich selbst habe ihn zu 10 Gran ohne das geringste Uebelbefinden eingenommen.

3. Der Rückstand in §. 1 besteht vorzüglich aus in Wasser schwer auflöslichen *Extractivstoff-Morphium* mit einem Ueberschufs von Ersterem. Dieserhalb mufs man ihn wiederholt mit einer Mischung aus 1 Theile Schwefelsäure und 6 Theilen Wasser digeriren, und die saure Auflösung durch Ammoniak zersetzen. Die Zerlegung ist aber unvollkommen, denn es bleibt stets Morphium mit einem Ueberschufs von Extractivstoff (braune Opiumsäure) und eine Spur Schwefelsaure zurück, so wie auch die schwefelsaure Auflösung neben dem Morphium etwas Extractivstoff aufgelöst enthält, welcher das durch Ammoniak daraus geschiedene Morphium in ein basisches Extractivstoff-Morphium verwandelt. Dieser ganz von Morphium befreiete *saure Extractivstoff* oder die *braune Opiumsäure* ist gleichfalls, so wie der *neutrale*, unschädlich; blos das Morphium, welches eine so grofse Neigung zu ihm hat, ertheilt ihm seine heftige Wirkung.

[87]

Resultat.

Das rohe Opium enthält daher *freien neutraler* und *sauren Extractivstoff*, welche ich beide ohne alle Wirkung auf den thierischen Körper gefunden habe. Letzterer ist darin als *extractivstoffsaures Morphium* enthalten, jedoch mit dem *opiumsauren Morphium* zu einer in Alkohol auflösbaren *Verbindung* vereinigt. Diese erleidet schon durch bloſse Behandlung mit Waſser eine theilweise Zerlegung; denn der wiederholt mit Waſser behandelte Rückstand des Opiums enthält immer Spuren von der leicht auflösbaren Opiumsäure, aber in gröſserer Menge Morphium und Extractivstoff, welche dreifache Verbindung durch Digestion mit vielem Waſser sich jedoch nach und nach auflösen läſst. Daher enthält die kalte wäſsrige Extraction des Opiums nur einen Theil des *opiumsauren Morphiums*, dagegen etwas *Extractivstoff-Morphium* aufgelöst. Durch einen Zusatz von Eſſigsäure wird dem Extractivstoff-Morphium ein Theil seines Morphiums entriſſen, und dadurch das Band zwischen dem opiumsauren und dem *braunen opiumsauren Morphium* aufgehoben *).

*) Es muſs allerdings auffallen, daſs ich hier eine zweite Opiumsäure, welche ich *braune Opiumsäure* nenne, neben der Mekonsäure aufstelle; ein solches Verfahren ist jedoch ganz consequent, und bei der Analyse der Vegetabilien überhaupt von Nutzen. Schon vor zehn Jahren habe ich in einer besondern Abhandlung nachgewiesen, daſs es auſser den längst bekannten Säuren, noch eine zweite Reihe von Säuren giebt, die sich dadurch auszeich-

[88]

nen, daſs ſie wegen zu geringer Mächtigkeit das Lackmus nicht röthen, und mit den ſalzfähigen Grundlagen in ihren Salzen vielfache Verbindungen darſtellen. Hierzu gehören: beinahe der gröſste Theil der vegetabiliſchen und thieriſchen Pigmente, und verſchiedene der wirkſamen Principe der Arzneikörper. Zum Vergleiche mit einander führe ich hier an, die gelbe Säure der Curcumä, die der China, die des Rhabarber und der Anguſtura, die braune Opiumſäure, die rothe Lackmusſäure u. ſ. w. Dieſe Halbſäuren laſſen ſich alle leicht durch kohlenſaure und halbkohlenſaure Alkalien, mit deren Baſen ſie eigene leicht zerſetzbare Salze bilden, darſtellen, indem man dieſe Auflöſungen demnächſt mit Eſſigſäure behandelt, oder wenn die Säure im Alkohol auflöslich iſt, ſtatt der Eſſigſäure verdünnte Schwefelſäure anwendet. Salze dieſer Art ſind, das Lackmus, der Carmin, das braune opiumſaure Morphium und deſſen Verbindung mit dem mekonſauren Morphium, dem eſſigſauren Blei u. ſ. w., die rothe und ſchwarze Dinte, die Seifen und ihre Verbindungen etc. Die Färbekunſt beſchäftigt ſich vorzüglich mit dieſen Halbſäuren und ihren Verbindungen, und macht das Geſagte begreiflich. Welche bedeutende Rolle dieſe Halbſäuren bei der Unterſuchung der Vegetabilien ſpielen, ſehen wir beim Opium, denn die braune Opiumſäure oder der ſogenannte oxydirte Extractivſtoff iſt es, welcher es ſo ſchwer macht, die in dem Opium mit einander verbundenen Stoffe zu trennen, indem ſie ſich mit dem Morphium und der Mekonſäure zu einer dreifachen Verbindung geſtaltet. *Sertürner.*

[Dem Herausgeber dieſer Ann. ſey erlaubt, den hier geäuſserten Ideen über ſogenannte Halbſäuren im Pflanzenreiche die Bemerkung beizufügen, daſs er glaube, der Herr Verf. dürfte

[89]

Ursach finden, in ihnen einiges abzuändern, wenn er die in der Einleitung angeführten Abhandlungen erwogen haben wird. Im Felde der Pflanzenchemie sind allerdings noch viele Lorbeern zu pflücken; wer indess nicht unbelohnt nach ihnen streben will, darf, wie es ihm scheint, nicht versäumen ganz in den Geist der vorzüglichsten unter den neuen Untersuchungen dieser Art einzugehen, um seine Arbeit an sie anzureihen, und muss es sich zum Gesetz machen, alles bei seinen Versuchen mit grösster Genauigkeit zu messen und zu wiegen, so weit es nur messbar und wiegbar ist. Nur dadurch wird eine Arbeit zu einer exacten echt wissenschaftlichen erhoben, und ihr ein bleibender Werth ertheilt. Es kann dem Herrn Verf. bei seiner Uebung und seinem Eifer nicht schwer werden, diese Vollkommenheiten bei weiterer Untersuchung der hier erwähnten Pflanzenkörper zu erreichen, und dadurch, dass ich hier ihn auffordere sich bei ihnen dieses Ziel zu stecken, glaube ich ihm die Achtung zu bezeugen, welche seine mir anvertraute bedeutende Arbeit über das Opium mir eingeflösst hat.

Gilbert.

IV.

Krystallgestalten des Morphiums und einiger Salze desselben,

mit Abbildungen auf Taf. II., als Verbesserung zu S. 64.

Eben als dieses in dem Correcturbogen vor mir lag, erhielt ich von Herrn Sertürner noch folgendes nachgetragen:

„Ich eile Ihnen zu melden, dass das Morphium, wenn es

Quellen und Literatur

Sertürneroriginalarbeiten

Sertürner, Friedrich Wilhelm: Auszüge aus Briefen an den Herausgeber. III. Säure im Opium. Vom Herrn Friedrich [Wilhelm Adam] Sertürner in Paderborn. In: Journal der Pharmacie 13/1 (1805a), S. 229–235.

Sertürner, Friedrich Wilhelm: Ein anderes Schreiben von Ebendemselben. I. Nachtrag zur Charakteristik der Säure im Opium. In: Journal der Pharmacie 13/1 (1805b), S. 236–241.

Sertürner, Friedrich Wilhelm: Auszüge aus Briefen an den Herausgeber. Vom Herrn Sertürner in Paderborn. In: Journal der Pharmacie 13/2 (1805c), S. 349f.

Sertürner, Friedrich Wilhelm: Darstellung der reinen Mohnsäure (Opiumsäure) nebst einer chemischen Untersuchung des Opiums mit vorzüglicher Hinsicht auf einen darin neu entdeckten Stoff und die dahin gehörigen Bemerkungen. In: Journal der Pharmacie 14/1 (1805d), S. 47–93.

Sertürner, Friedrich Wilhelm: Ueber das Opium und dessen krystallisirbare Substanz. In: Journal der Pharmacie 20/1 (1811), S. 99–103.

Sertürner, Friedrich Wilhelm: Beitrag zur Kenntnis des Gerbstoffs und der Galläpfelsäure. In: Journal für Chemie und Physik 4 (1812a), S. 410–423.

Sertürner, Friedrich Wilhelm: Mittel, das gewöhnliche Trinkwasser vor dem Verderben zu schützen und Leichname des Egyptischen Museums gleich zu machen. In: Journal für Chemie und Physik 5 (1812b), S. 76–79.

Sertürner, Friedrich Wilhelm: Ueber das Morphium, eine neue salzfähige Grundlage, und die Mekonsäure, als Hauptbestandtheile des Opiums. In: Annalen der Physik 55 (1817a), S. 56–89.

Sertürner, Friedrich Wilhelm: Krystallgestalten des Morphiums und einiger Salze desselben, mit Abbildungen auf Taf. II., als Verbesserung zu S. 64. In: Annalen der Physik 55 (1817b), S. 89–90.

Sertürner, Friedrich Wilhelm: Ueber eins der fürchterlichsten Gifte der Pflanzenwelt, als ein Nachtrag zu seiner Abhandlung über die Mekonsäure und das Morphium; mit Bemerkungen, den aciden Extractivstoff des Opiums und seine Verbindungen betreffend. In: Annalen der Physik 55 (1817c), S. 183–202.

Sertürner, Friedrich Wilhelm: Bemerkungen über des Herrn Robiquet's Abhandlung über das Opium; eine Fortsetzung seiner Untersuchungen über das Opium. In: Annalen der Physik 59 (1818), S. 50–70.

Sertürner, Friedrich Wilhelm: Bemerkungen über die Verbindungen der Säuren mit basischen und indifferenten Substanzen. In: Annalen der Physik 60 (1819), S. 33–59.

Sertürner, Friedrich Wilhelm: Kurze Darstellung einiger Erfahrungen über Elementar-Attraction, mindermächtige Säuren und Alkalien, Weinsäuren, Opium, Imponderabilien, und einige andere chemische und physikalische Gegenstände, mit Bemerkungen über den Einfluss des Lichts auf unser Erdsystem. Göttingen 1820.

Sertürner, Friedrich Wilhelm: System der chemischen Physik. Entdeckungen und Berichtigungen im Gebiet der Chemie und Physik, oder Grundlinien eines umfassenden Lehrgebäudes der Chemie und ihres physikalischen Theils. Als Auszug und Vorbereitung zu seinem noch unvollendeten Universal-System der Elemente. 2 Bde. Göttingen 1820 und 1822.

Sertürner, Friedrich Wilhelm: Einladung an Staatsbehörden und Gesundheitsbeamte hinsichtlich der Anwendung eines neuen, sicheren Heilverfahrens bei den mehrsten bedeutenden und gefahrvollen Volks-Krankheiten; mit besonderer Rücksicht auf die epidemischen, klimatischen

Seuchen, welche gegenwärtig in einigen Küstengegenden unseres Continents verheerend herrschen. Göttingen 1826a.
Sertürner, Friedrich Wilhelm: Annalen für das Universalsystem der Elemente oder die neuesten Entdeckungen in der Physik, Heilkunde und Chemie, so wie in den damit verwandten Wissenschaften. 2 Bde. Göttingen 1826b.
Sertürner, Friedrich Wilhelm: Annalen für das Universalsystem der Elemente oder die neuesten Entdeckungen in der Physik, Heilkunde und Chemie, so wie in den damit verwandten Wissenschaften. Bd. 3 Göttingen 1827.
Sertürner, Friedrich Wilhelm: Dringende Aufforderung an das teutsche Vaterland, in Beziehung der orientalischen Brechruhr; oder: Zugabe zur 2ten Auflage der „Blicke in die verhängnisvolle Gegenwart und Zukunft etc.". Göttingen 1831a.
Sertürner, Friedrich Wilhelm: Weitere Entwicklung der neuen zuversichtlichen Schutzmethode gegen die Cholera und der Ansicht über ihren höchstwahrscheinlichen Ursprung; als ein Nachtrag zu dem Aufruf an das teutsche Vaterland. Göttingen 1831b.
Sertürner, Friedrich Wilhelm: Blicke in die Gegenwart und Zukunft, mit Beziehung auf die orientalische Cholera. In: Journal der practischen Heilkunde 72, 4. Stück (1831c), S. 71–82.
Sertürner, Friedrich Wilhelm: Einige Belehrungen für das gebildete und gelehrte Publikum, über den gegenwärtigen Zustand der Heilkunde und der Naturwissenschaften im Allgemeinen, mit besonderer Rücksicht auf das gemeine Leben und die häusliche Wohlfahrt, als eine Erläuterung seiner literarischen Anzeige. Göttingen 1838.
Sertürner, Friedrich Wilhelm: Zuschrift an die diesjährigen Vereine der Naturforscher, Aerzte und Pharmazeuten in Pyrmont. Hameln 1839a.
Sertürner, Friedrich Wilhelm: Vermischte Notizen. In: Annalen der Pharmacie 29 (1839b), S. 222–232.

Literatur und weitere Quellen

Anagnostou, Sabine: Theriak – ein weltweites Antidot. In: Christoph Friedrich / Wolf-Dieter Müller-Jahncke (Hrsg.): Gifte und Gegengifte in Vergangenheit und Gegenwart. Stuttgart 2012 (Veröffentlichungen zur Pharmaziegeschichte; 10), S. 45–70.
Borchardt, Albert: Die Entwicklung der Pflanzenanalyse zur Zeit Hermbstaedts. Braunschweig 1974 (Veröffentlichungen aus dem Pharmaziegeschichtlichen Seminar der Technischen Universität Braunschweig; 13).
Borchardt, Albert: Seltenes Glück in alter Truhe. Deutsches Apotheken-Museum erwarb den Nachlass des Morphin-Entdeckers Sertürner. In: Deutsche Apotheker-Zeitung 152 (2012), S. 2657f.
Bettin, Hartmut / Christoph Friedrich / Wolfgang Götz (Hrsg.): Der Briefwechsel von Johann Bartholomäus Trommsdorff (1770–1837). 9. Lieferung: Rommershausen – Sertürner. Halle 2006 (Acta Historica Leopoldina; 18), S. 250–257.
Bucholz, Christian Friedrich: Versuche die Zerlegung des Opiums in seine nähere Bestandtheile betreffend; nebst einigen dahin gehörenden Bemerkungen. In: Journal der Pharmacie 8, 1. Stück, (1800), S. 24–62.
Bucholz, Christian Friedrich / Brandes, Rudolph: Versuche zur Gewinnung des Morphiums und zur Entscheidung der Frage: kommen diesem Stoff wirklich alkalische Eigenschaften zu? In: Buchners Repertorium der Pharmazie 4 (1818), S. 1–37.
Burhop, Carsten / Kißener, Michael / Schäfer, Hermann / Scholtyseck, Joachim: Merck. Von der Apotheke zum Weltkonzern. München 2018.
Cassebaum, Heinz: Carl Wilhelm Scheele. Leipzig 1982 (Biographien hervorragender Naturwissenschaftler, Techniker und Mediziner; 58).

Coenen, Hermann: Über das Jahr der Morphinentdeckung Sertürners in Paderborn. Dem Entdecker des Morphins zum Ehrengedächtnis. In: Archiv der Pharmazie 287 (1954), S. 165–180.

Coenen, Hermann: Zum Jahre der Morphinentdeckung Sertürners, Nachtrag zu Archiv der Pharmazie 287 (1954). In: Archiv der Pharmazie 288 (1955), S. 608–610.

Derosne, [Jean-François]: Ueber das Opium. In: Journal der Pharmacie 12 (1804), 1. Stück, S. 223–253.

Dilg, Peter: Theriaca – die Königin der Arzneien. In: Deutsche Apotheker-Zeitung 126 (1986), S. 2677–2682.

Dimitriu, Helene: Die wissenschaftliche Entwicklung der Alkaloid-Chemie am Beispiel der Firma Merck in den Jahren 1886 bis 1920. Nat. wiss. Diss. Heidelberg 1993.

Ernst, Georg: Wo hat Friedrich Wilhelm Sertürner in Einbeck gelebt und gewirkt? In: Zur Geschichte der Pharmazie 8 (1956), S. 2f.

Friedrich, Christoph: Carl Wilhelm Scheele (1742–1786). Apotheker und Forscher – ein großer Sohn der Stadt Stralsund. Stralsund 1992 (Sundische Reihe; 7).

Friedrich, Christoph: Kastner und Trommsdorff. In: Die Pharmazie 53 (1998), S. 342–345.

Friedrich, Christoph: Justus von Liebig und die Pharmazie. In: Pharmazeutische Zeitung 148 (2003), S. 1634–1638.

Friedrich, Christoph: Paul Ehrlich. Von der Immunologie bis zu Salvarsan. In: Pharmazeutische Zeitung 149 (2004), S. 808–812.

Friedrich, Christoph: Von der pflanzlichen Droge zum Arzneistoff. Eine historische Betrachtung aus Anlass der Entdeckung des Morphins vor 200 Jahren. In: Zeitschrift für Phytotherapie 26 (2005), S. 106–112.

Friedrich, Christoph: Andreas Sigismund Marggraf. Begründer der Zuckerindustrie. In: Pharmazeutische Zeitung 154 (2009), S. 836–838.

Friedrich, Christoph: Albert Niemann. Entdecker des Kokains. In: Pharmazeutische Zeitung 156 (2011), S. 216–218.

Friedrich, Christoph: Wo das Übel nicht weichen will und sehr große Not herrscht. Der Einsatz von Apothekern während der Cholera-Epidemie im 19. Jahrhundert. In: Deutsche Apotheker-Zeitung 160 (2020), S. 1782–1784.

Friedrich, Christoph: Ernst A. Schmidt zum 100. Todestag. In: Deutsche Apotheker-Zeitung 161 (2021), S. 2392–2394.

Friedrich, Christoph / Domarus, Cora von: Carl Friedrich Wilhelm Meissner (1792–1853) – Apotheker und Alkaloidforscher. In: Die Pharmazie 53 (1998), S. 67–73.

Friedrich, Christoph / G. Melzer: Ernst A. Schmidt (1845–1921) und sein Schülerkreis. In: Die Pharmazie 43 (1988), S. 642–647.

Friedrich, Christoph / Müller-Jahncke, Wolf-Dieter: Geschichte der Pharmazie Von der Frühen Neuzeit bis zur Gegenwart. Eschborn 2005 (Geschichte der Pharmazie/ R. Schmitz; 2).

Friedrich, Christoph / Seidlein, Hans-Joachim: Die Bedeutung der Entdeckung des Morphins für die Entwicklung der Pharmazeutischen Wissenschaft. In: Die Pharmazie 39 (1984), S. 340–345.

Götz, Utte Jutta: Im Wettlauf gegen das Wechselfieber. Zur Geschichte der synthetischen Antimalariamittel. Stuttgart 2014 (Quellen und Studien zur Geschichte der Pharmazie; 102).

Goltz, Dietlinde: Mittelalterliche Pharmazie und Medizin, dargestellt an Geschichte und Inhalt des Antidotarium Nicolai. Mit einem Nachdruck der Druckfassung von 1471. Stuttgart 1976 (Veröffentlichungen der Internationalen Gesellschaft für Geschichte der Pharmazie, N. F.; 44).

Guareschi, Icilio: Einführung in das Studium der Alkaloide mit besonderer Berücksichtigung der vegetabilischen Alkaloide und der Ptomaine. Berlin 1896.

Häussermann, H. / Schecker, H.-J.: Hat Sertürner reines Morphin isoliert? Zur papierchromatographischen Reinheitsprüfung von Alkaloiden. In: Archiv der Pharmazie 62 (1957), S. 509–516.

Hermbstaedt, Sigismund Friedrich: Anleitung zur Zergliederung der Vegetabilien. Berlin 1807.

Hufeland, Christoph Wilhelm: Herrn Sertürner's neue chemisch-vital-therapeutische Versuche. In: Journal der practischen Heilkunde 63/1 (1826), S. 135f.

Huhle-Kreutzer, Gabriele: Die Entwicklung arzneilicher Produktionsstätten aus Apothekenlaboratorien. Dargestellt an ausgewählten Beispielen. Stuttgart 1989 (Quellen und Studien zur Geschichte der Pharmazie; 51).

Jantz, Verena: Pharmacologia Browniana. Pharmakotherapeutische Praxis des Brownianismus, aufgezeigt und interpretiert an den Modellen von A. F. Marcus in Bamberg und J. Frank in Wien. Nat. wiss. Diss. Marburg 1974.

Keil, Gundolf: Spongia somnifera. Mittelalterliche Meilensteine auf dem Weg zur Voll- und Lokalnarkose. In: Anästhesist 38 (1989), S. 643–648.

Kerstein, G[ünther]: Die Geschichte der Ratsapotheke zu Hameln (Weser). In: Pharmazeutische Zeitung 72 (1927), S. 553–555.

Kerstein, Günther: Über den Zeitpunkt der Entdeckung des Morphiums durch Sertürner. In: Deutsche Apotheker-Zeitung 94 (1954), S. 968f.

Kerstein, Günther: Über die China-Arbeiten. In: Veröffentlichungen der Gesellschaft für Geschichte der Pharmazie 8 (1956), S. 111–115.

Kesselmeier, Manfred Rudolf: Friedrich Wilhelm Adam Sertürner (1783–1841). Apotheker und Forscher. Stuttgart 2008 (Quellen und Studien zur Geschichte der Pharmazie; 89).

Kirschke, Martin: Liebigs Lehrer Karl W. G. Kastner (1783–1857). Eine Professorenkarriere in Zeiten naturwissenschaftlichen Umbruchs. Berlin / Diepholz 2001, S. 376–384.

Korn, Elisabeth: Joseph Simon Sertünner/Sertürner, fürstbischöflicher Landmesser und Architekt in Paderborn, und seine westfälischen Familienbeziehungen. In: Westfälische Zeitschrift 135 (1985), S. 263–292.

Kreutel, Margit: Die Opiumsucht. Stuttgart 1988 (Quellen und Studien zur Geschichte der Pharmazie; 41).

Krömeke, Franz: Friedrich Wil[helm] Sertürner, der Entdecker des Morphiums. Lebensbild und Neudruck der Original-Morphiumarbeiten. Jena 1925.

Kuhlen, Franz-Josef: Zur Geschichte der Schmerz-, Schlaf- und Betäubungsmittel in Mittelalter und Früher Neuzeit , Stuttgart 1983 (Quellen und Studien zur Geschichte der Pharmazie; 19).

Kuhlen, Franz-Josef: Von Hexen und Drogenträumen. Arzneimittelmissbrauch in Mittelalter und Früher Neuzeit. In: Deutsche Apotheker-Zeitung 124 (1984), S. 2195–2202.

Künkele, Waltraud: Zur Entwicklungsgeschichte der Pflanzenchemie. Beginn der chemischen Pflanzenanalyse unter besonderer Berücksichtigung der Forschungen an der Akademie der Wissenschaften in Paris vom Ende des 17. Jahrhunderts bis Mitte des 18. Jahrhunderts. Nat. wiss. Diss. Marburg 1971.

Laupheimer, Peter: Phlogiston oder Sauerstoff. Die Pharmazeutische Chemie in Deutschland zur Zeit des Übergangs von der Phlogiston- zur Oxidationstheorie. Stuttgart 1992 (Quellen und Studien zur Geschichte der Pharmazie; 63).

Lafont, Olivier: Vauqueline ou strychnine? Le dilemme de Pelletier et Caventou. In: Revue d'histoire de la Pharmacie 58 (2020), S. 433–440.

Lockemann, Georg: Friedrich Wilhelm Sertürner. Ein Beitrag zu seiner wissenschaftlichen Würdigung. In: Zeitschrift für Angewandte Chemie 37 (1924), S. 527–532.

Löw, Reinhard: Pflanzenchemie zwischen Lavoisier und Liebig. Straubing / München 1977 (Münchener Hochschulschriften, Reihe Naturwissenschaften; 1).

Meissner, W[ilhelm]: Ueber ein neues Pflanzenalkali (Alkaloid). In: Journal für Chemie und Physik 25 (1818), S. 380f.

Merck, Heinrich Emanuel: Bemerkungen über das Opium und dessen Bestandtheile. In: Magazin für Pharmacie 15 (1826), S. 144–149.

Meyer, Klaus: Hat F[riedrich] W[ilhelm] Sertürner den Dr. phil. erworben oder die Ehrendoktorwürde erhalten? In: Geschichte der Pharmazie 43 (1991), S. 34–37.

Meyer, Klaus: Sertürners Kampf um die Erhaltung seiner Apotheke in Einbeck. In: Einbecker Jahrbuch 43 (1994), S. 143–172.

Meyer, Klaus: Sertürner im Rechtsstreit um seine Apotheke. In: Pharmazeutische Zeitung 140 (1995), S. 144–148.

Meyer, Klaus: Friedrich Wilhelm Sertürner – Apotheker und Pharmazeut in Einbeck. Friedrich Wilhelm Sertürners Kampf um die Erhaltung seiner Apotheke in Einbeck. Oldenburg 1996 (Kleine Schriften des städtischen Museums Einbeck; 3).

Müller-Hester, Herbert: Sertürners Morphiumentdeckung. Zur 150-Jahr-Feier der Erkennung des Morphins als Alkaloidbase. In: Pharmazeutische Zeitung 90 (1954), S. 999–1002.

Müller-Jahncke, Wolf-Dieter / Friedrich, Christoph: Johannes Hartmann. Iatrochemiker im europäischen Kontext. In: Pharmazeutische Zeitung 154 (2009), S. 4946–4951.

Müller-Jahncke, Wolf-Dieter / Friedrich, Christoph / Meyer, Ulrich: Arzneimittelgeschichte. 2. überarbeitete und erweiterte Aufl. Stuttgart 2005.

Mutschler, Ernst / Christoph Friedrich: Leuchttürme. Erfolgreiche Arzneimittelforscher im 20. Jahrhundert. Stuttgart 2020.

Nolte, E.: Nänie und Nachruf dem Andenken meines verstorbenen wissenschaftlichen Freundes, des Apothekers Dr. F. Sertürner in Hameln, gewidmet. In: Archiv der Pharmacie 79 (1842), S. 1–12.

Piehler, Annett: Leben und Werk des F. W. A. Sertürner. Med. Diss. Leipzig 1999.

Posner, Louis / Simon, Carl Eduard: Handbuch der speciellen Arznei-Verordnungslehre mit besonderer Berücksichtigung der neuesten Arzneimittel sowie der sechsten Ausgabe der Preussischen und der fünften Oesterreichischen Pharmacopoe. Berlin 1855.

Robiquet, Pierre-Jean: Bemerkungen über die Abhandlung des Hrn. Sertürner, die Analyse des Opiums betreffend. In: Annalen der Physik 27 (1817), S. 163–179.

Schmitz, Rudolf: Opium als Heilmittel. In: Gisela Völger (Hrsg.): Rausch und Realität. Drogen im Kulturvergleich. Köln 1981, S. 380–385.

Schmitz, Rudolf: Friedrich Wilhelm A. Sertürner und die Morphinentdeckung. In: Pharmazeutische Zeitung 128 (1983), S. 1350–1359.

Schmitz, Rudolf: Geschichte der Pharmazie. Bd. 1: Von den Anfängen bis zum Ausgang des Mittelalters. Eschborn 1998.

Schneider, Wolfgang: Der Weg vom Morphium zu den modernen Analgetika. In: Deutsche Apotheker-Zeitung 94 (1954), S. 1143–1145.

Schneider, Wolfgang: Der Weg von der Entdeckung bis zur Synthese des Morphins. In: Deutsche Apotheker-Zeitung 104 (1964), S. 1748.

Schneider, Wolfgang: Geschichte der Pharmazeutischen Chemie. Weinheim 1972.

Schümann, Christoph: Der Anteil deutscher Apotheker an der Entwicklung der technischen Chemie zwischen 1750 und 1850. Frankfurt a. M. / Berlin / Bern 1997 (Europäische Hochschulschriften; 631).

Seefelder, Matthias: Opium. Eine Kulturgeschichte. 3. überarbeitete Auflage. Landsberg 1996.

Snelders, H[enricus] A. M.: Sertürner – Opium en ‚Naturphilosophie '. In: Pharmaceutisch Weekblad 117 (1982), S. 1123–1126.

Stoffler, Hans-Dieter: Der Hortulus des Walahfrid Strabo. Aus dem Kräutergarten des Klosters Reichenau. Sigmaringen 1978.

Trommsdorff, Hermann: Johann Bartholomä Trommsdorff und seine Zeitgenossen. 2. Teil: Trommsdorff und Sertürner. Erfurt 1941 (Jahrbücher der Akademie gemeinnütziger Wissenschaften zu Erfurt, N. F.; 55), S. 131–245.

Valentin, Johannes: Beiträge zur Morphinentdeckung: I. Der erkenntnistheoretische Wandel Sertürners im Jahre 1804. In: Deutsche Apotheker-Zeitung 97 (1957), S. 573f.
Vogel, August: Versuche über das Morphium und die Mekonsäure. In: Journal für Chemie und Physik 20 (1817), S. 190–198.
Warolin, Christian: Pierre-Jean Robiquet (Rennes, 14 janvier 1780–Paris, 29 avril 1840). In: Revue d'Histoire de la Pharmacie 47 (1999), S. 97–110.
Witting, E[rnst]: Nekrolog. Gewidmet dem Andenken des Dr. Sertürner in Hameln, bei Gelegenheit seiner Gedächtnisfeier in der General-Versammlung des Apothekervereins in Dresden. In: Archiv der Pharmacie 95 (1846), S. 99–106.
Wylegalla, Reinhard: Sertürner und der Einbecker „Apothekerkrieg“. In: Deutsche Apotheker-Zeitung 150 (2010), S. 2727–2729.
Zekert, Otto: Friedrich Sertürner. Der Entdecker des Morphins. In: Wiener Pharmazeutische Wochenschrift 74 (1941), S. 67–69.
Zekert, Otto: Opiologia. Ein Beitrag zur Geschichte des Opiums und seiner Wirkstoffe. Wien 1956.

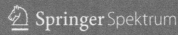

Printed in the United States
by Baker & Taylor Publisher Services